Condutas em Anestesia

Reações Alérgicas e Hipertermia Maligna

Série Condutas em Anestesia
Coordenadores: Professora Dra. Maria José Carvalho Carmona
Professor Dr. José Otávio Costa Auler Junior

- Condutas em Anestesia: Obstetrícia
- Condutas em Anestesia: Trauma
- Condutas em Anestesia: Avaliação Pré-operatória

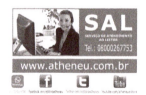

Condutas em Anestesia
Reações Alérgicas e Hipertermia Maligna

COORDENADORES

MARIA JOSÉ CARVALHO CARMONA
Professora-Associada da Disciplina de Anestesiologia da Faculdade de Medicina da Universidade de São Paulo (FMUSP). Diretora da Divisão de Anestesia do Instituto Central do Hospital das Clínicas da Faculdade de Medicina da Universidade de São Paulo (ICHC-FMUSP).

JOSÉ OTÁVIO COSTA AULER JUNIOR
Professor Titular do Departamento de Anestesiologia da Faculdade de Medicina da Universidade de São Paulo (FMUSP).

EDITORES

I. SILVIA CORRÊA SOARES
Anestesiologista da Disciplina de Anestesiologia da Faculdade de Medicina da Universidade de São Paulo (FMUSP). Doutora em Ciências pela FMUSP. Coordenadora do Estágio de Habilidades da Residência Médica do Hospital das Clínicas da FMUSP. Membro do Grupo de Via Aérea Difícil da Disciplina de Anestesiologia da FMUSP.

MATHEUS FACHINI VANE
Médico Assistente de Transplante Hepático do Hospital das Clínicas da Faculdade de Medicina da Universidade de São Paulo (HC-FMUSP). Professor da Faculdade de Ciências Médicas de São José dos Campos (Humanitas). Doutor em Ciências, MBA em Gestão da Inovação em Saúde. Título Superior em Anestesiologia.

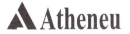

EDITORA ATHENEU

São Paulo —	Rua Avanhandava, 126 - 8º andar
	Tel.: (11)2858-8750
	E-mail: atheneu@atheneu.com.br
Rio de Janeiro —	Rua Bambina, 74
	Tel.: (21)3094-1295
	E-mail: atheneu@atheneu.com.br

CAPA: Equipe Atheneu
PRODUÇÃO EDITORIAL: Jaqueline Santos
EDITORAÇÃO ELETRÔNICA: Elza Ramos

Dados Internacionais de Catalogação na Publicação (CIP)
(Câmara Brasileira do Livro, SP, Brasil)

R22

Reações alérgicas e hipertermia maligna / editores Iracy Silvia Corrêa Soares, Matheus Fachini Vane ; colaboradores Alice Tung Wan Song ... [et al.] - 1. ed. - Rio de Janeiro : Atheneu, 2019.
     ; 18 cm.   (Condutas em anestesia)

     Inclui bibliografia e índice
     ISBN 978-85-388-1054-4

     1. Anestesia. 2. Alergia. 3. Anafilaxia. 3. Anestésico - Efeito fisiológico. I. Soares, Iracy Silvia Corrêa. II. Vane, Matheus Fachini. III. Song, Alice Tung. IV. Série.

19-60296	CDD: 617.96041
	CDU: 616-089.5

Meri Gleice Rodrigues de Souza - Bibliotecária CRB-7/6439
30/09/2019   04/10/2019

CARMONA, M. J. C.; AULER JUNIOR, J. O. (coords.)
SOARES, I. S. C.; VANE, M. V. (eds.)
Reações Alérgicas e Hipertermia Maligna (Série Condutas em Anestesia)

© *Direitos reservados à EDITORA ATHENEU – São Paulo, Rio de Janeiro, 2020.*

COLABORADORES

ALICE TUNG WAN SONG

Doutora pelo Departamento de Moléstias Infecciosas e Parasitárias da Faculdade de Medicina da Universidade de São Paulo (FMUSP). Médica Infectologista da Divisão de Transplante de Fígado e Órgãos do Aparelho Digestivo do Hospital das Clínicas da Faculdade de Medicina da Universidade de São Paulo (HC-FMUSP).

CLAUDIA MARQUEZ SIMÕES

Doutora em Ciências pela Faculdade de Medicina da Universidade de São Paulo (FMUSP). Médica Supervisora do Serviço de Anestesia do Instituto do Câncer de São Paulo Octavio Frias de Oliveira (ICESP). Membro do Núcleo de Via Aérea Difícil do Instituto Central do Hospital das Clínicas da Faculdade de Medicina da Universidade de São Paulo (ICHC-FMUSP).

CLÓVIS EDUARDO SANTOS GALVÃO

Especialista em Alergia e Imunopatologia pela Associação Brasileira de Alergia e Imunologia (ASBAI). Professor Colaborador e Médico Assistente do Serviço de Imunologia Clínica e Alergia do Hospital das Clínicas da Faculdade de Medicina da Universidade de São Paulo (HC-FMUSP). Especialista em Alergia e Imunopatologia. Doutorado pela FMUSP. Pós-Doutorado em Imunologia Cínica e Alergia pela FMUSP. Médico Assistente e Professor Colaborador de Imunologia Clínica e Alergia do HC-FMUSP.

DANIEL JAVARONI MACHADO FONSECA

Médico Assistente do Serviço de Anestesiologia do Instituto do Coração do Hospital das Clínicas da Faculdade de Medicina da Universidade de São Paulo (InCor/HC-FMUSP).

EDSON ABDALA

Professor-Associado do Departamento de Moléstias Infecciosas e Parasitárias da Faculdade de Medicina da Universidade de São Paulo (FMUSP).

EDUARDO MOTOYAMA DE ALMEIDA

TSA/SBA. Médico Assistente do Hospital das Clínicas da Faculdade de Medicina da Universidade de São Paulo (HC-FMUSP). Equipe de Transplante de Órgãos Abdominais do HC-FMUSP.

ESTÊVÃO LUIZ CARVALHO BRAGA

Título Superior em Anestesiologia pela Sociedade Brasileira em Anestesiologia (TSA/SBA). Corresponsável pelo CET do Hospital Federal de Bonsucesso. Mestre e Doutorando em Ciências Médicas pela Universidade Federal Fluminense (UFF). Professor de Anestesiologia do Departamento de Cirurgia Geral da UFF.

HERMANN DOS SANTOS FERNANDES

Graduado em Medicina pela Universidade Federal do Rio Grande do Norte (UFRN). Residência Médica em Anestesiologia e em Dor pelo Hospital das Clínicas da Faculdade de Medicina da Universidade de São Paulo (HC-FMUSP). Título de Especialista em Anestesiologia e Título Superior em Anestesiologia pela Sociedade Brasileira de Anestesiologia (SBA). Certificado de Área de Atuação em Dor pela Sociedade Brasileira para Estudos em Dor (SBED) e Associação Médica Brasileira (AMB).

ISMAR LIMA CAVALCANTI

Professor Adjunto de Anestesiologia da Universidade Federal Fluminense (UFF). Professor Permanente do Programa de Pós-Graduação em Ciências Médicas da UFF. Professor Colaborador de Anestesiologia da Universidade Federal do Rio de Janeiro (UFRJ). Presidente da Sociedade Brasileira de Anestesiologia (SBA) (gestão 2017).

JANICE LEÃO FERRAZ

Médica Assistente da Divisão de Anestesia do Instituto Central do Hospital das Clínicas da Faculdade de Medicina da Universidade de São Paulo (ICHC-FMUSP). Coordenadora do Grupo de Avaliação Pré-Operatória. Pós-Graduada em Administração Hospitalar pela Fundação Getulio Vargas, SP.

LAILA SABINO GARRO

Médica Especialista em Alergia e Imunologia pela Associação Brasileira de Alergia e Imunologia (ASBAI). Doutora pela Faculdade de Medicina da Universidade de São Paulo (FMUSP). Professora Adjunta do Curso de Medicina da Universidade Federal de Roraima (UFRR).

LUIZ ANTONIO VANE

Professor Emérito da Faculdade de Medicina da Universidade Estadual Paulista "Júlio de Mesquita Filho" (Unesp). Diretor da Faculdade de Ciências Médicas de São José dos Campos (Humanitas). TSA-SBA.

RICARDO ANTONIO GUIMARÃES BARBOSA

Doutor em Ciências pela Faculdade de Medicina da Universidade de São Paulo (FMUSP). Mestre em Medicina pela FMUSP. Médico Supervisor do Serviço de Anestesia do Inrad Hospital das Clínicas da Faculdade de Medicina da Universidade de São Paulo (HC-FMUSP). Professor Doutor da Faculdade de Medicina da Centro Universitário Lusíada (UNILUS), Santos, SP.

ROBERTA FIGUEIREDO VIEIRA

Doutora em Ciências pela Faculdade de Medicina da Universidade de São Paulo (FMUSP). Médica Assistente do Hospital da Clínicas da Faculdade de Medicina da Universidade de São Paulo (HC-FMUSP).

SHIRLEY ANDRADE SANTOS

Graduada em Medicina pela Universidade Federal de Sergipe (UFS). Residência Médica em Anestesiologia pela Universidade de São Paulo (USP). Ano Adicional em Dor (R4) pela USP. Título de Especialista em Anestesiologia pela Sociedade Brasileira de Anestesiologia e Associação Médica Brasileira (SBA/AMB). Título Superior em Anestesiologia pela SBA. Certificado de Área de Atuação em Dor pela Sociedade Brasileira do Estudo da Dor (SBED) e AMB.

THATIANA MORENO HORTA CHESNEY

Médica Assistente da Divisão de Anestesia do Instituto Central do Hospital das Clínicas da Faculdade de Medicina da Universidade de São Paulo (ICHC-FMUSP).

DEDICATÓRIA

Esta obra é dedicada à Isabela Vitalle Soares,
Fernando Vitalle Soares e Marcelo Lamera Vane.

Os Editores

AGRADECIMENTOS

Agradecemos aos autores, Professor Doutor José Otávio Costa Auler Junior e Professora Doutora Maria José Carvalho Carmona, pela confiança e oportunidade de coordenar este volume.

Os Editores

APRESENTAÇÃO 1

Cada vez mais tem-se observado pacientes com reações alérgicas no campo da anestesiologia além de casos relacionados com hipetermia maligna. Nesse sentido, este livro apresenta em 13 capítulos, de maneira abrangente e concisa as principais causas de reações alérgicas e hipertemia maligna, oferecendo ao leitor aparato indispensável para atuação diária na observação e cuidados de seus pacientes durante procedimentos anestésicos.

Embora, nos últimos anos, tenha ocorrido uma grande evolução de qualidade e segurança na anestesia, a incidência e a prevalência dessas enfermidades são crescentes e este livro vem agregar para a prevenção e o tratamento mais eficientes.

José Otávio Costa Auler Junior
Professor Titular do Departamento de Anestesiologia da
Faculdade de Medicina da Universidade de São Paulo (FMUSP).

APRESENTAÇÃO 2

Este volume – *Reações Alérgicas e Hipertermia Maligna* – foi elaborado com o intuito de auxiliar os colegas anestesiologistas no reconhecimento, manejo e tratamento de pacientes que apresentam reações alérgicas intraoperatórias.

Recentemente, o número de eventos adversos relacionados com quadros alérgicos e/ou anafiláticos vem apresentando aumento significativo durante o ato anestésico, sendo uma complicação relativamente comum desde os tempos primordiais da especialidade. Esse recente acréscimo nos casos alérgicos/anafiláticos ainda não se sabe muito bem a razão, sendo estipulado que seja secundário a uma maior notificação ou por uma maior predisposição da população atual.

Assim, procuramos incluir neste volume as situações mais comuns que causam reações alérgicas ou anafiláticas durante o ato cirúrgico.

Para escrever os capítulos deste volume, foram convidados profissionais com extensa experiência nas áreas, sendo alguns responsáveis pela elaboração dos protocolos institucionais de atendimento ao paciente com reação alérgica/anafilática. São, portanto, textos escritos considerando a literatura e a experiência profissional de cada autor.

Temos a certeza que será bastante útil para a maioria dos colegas quando os mesmos estiverem frente a um evento alérgico, anafilático ou de hipertermia maligna.

Agradecemos a todos, autores, coautores e colaboradores, que auxiliaram e puderam tornar esta obra uma realidade e, em especial, a você, leitor, que sem o qual não haveria razão para a presente obra.

Obrigado,

Os Editores

PREFÁCIO

O convite para escrever este prefácio me causou grande alegria. Alegria em poder contribuir com um singelo registro sobre esta obra, cuja proposta é oferecer um material de qualidade, tratando temas complexos de maneira prática e abrangente.

Voltado para profissionais e residentes, o volume – *Reações Alérgicas e Hipertermia Maligna*, está divido em 13 capítulos e sua elaboração contou com a participação de renomados especialistas do Hospital das Clínicas da Faculdade de Medicina da Universidade de São Paulo e de outras instituições.

Este livro discorre em profundidade sobre reações alérgicas de grande interesse para a rotina da anestesiologia, portanto é muito útil para a prática da especialidade.

José Otávio Costa Auler Junior
Professor Titular do Departamento de Anestesiologia da
Faculdade de Medicina da Universidade de São Paulo (FMUSP).

SUMÁRIO

1 Fisiologia das reações alérgicas, 1
Clóvis Eduardo Santos Galvão

2 Avaliação pré-anestésica, 13
Janice Leão Ferraz

3 Avaliação de especialista para pacientes com reações alérgicas prévias, 17
Laila Sabino Garro

4 Látex, 29
I. Silvia Corrêa Soares, Luiz Antonio Vane

5 Analgésicos e anti-inflamatórios, 41
Hermann dos Santos Fernandes, Shirley Andrade Santos

6 Cristaloides e coloides, 49
Eduardo Motoyama de Almeida, Daniel Javaroni Machado Fonseca

7 Hemoderivados, 55
Thatiana Moreno Horta Chesney

8 Reações alérgicas aos meios de contraste utilizados em procedimentos de obtenção de imagem, 61
Ricardo Antonio Guimarães Barbosa

9 Antimicrobianos, 67
Alice Tung Wan Song, Edson Abdala

10 Bloqueadores neuromusculares, 71
Ismar Lima Cavalcanti, Estêvão Luiz Carvalho Braga

11 Clorexidina, 79
Roberta Figueiredo Vieira

12 Tratamento das reações alérgicas e anafiláticas, 87
Matheus Fachini Vane, I. Silvia Corrêa Soares

13 Hipertermia maligna, 99
Claudia Marquez Simões

Índice, 111

CAPÍTULO 1

Fisiologia das reações alérgicas

Clóvis Eduardo Santos Galvão

INTRODUÇÃO

O termo *alergia* foi criado em 1906 pelo cientista austríaco Clemens von Pirquet e significa uma reação alterada do hospedeiro a determinado agente após contato prévio, ocasião em que provavelmente houve a sensibilização.

O sistema imunológico é capaz de reconhecer macromoléculas próprias de cada organismo e identificar o ingresso de macromoléculas estranhas, reconhecidas como antígenos. Uma vez identificados os antígenos, o sistema imunológico sintetiza proteínas destinadas a neutralizá-los: os anticorpos.

Os anticorpos são de natureza proteica e denominam-se imunoglobulinas (Ig). As imunoglobulinas humanas se dividem, de acordo com suas características físico-químicas, em IgG, IgA, IgM, IgD e IgE. Na presença de alergias, os anticorpos pertencem principalmente aos grupos IgE, IgM e IgG. Cada uma destas imunoglobulinas está associada a um tipo de resposta imunológica diferente, que, no caso das doenças alérgicas, é específica e constitui um mecanismo de defesa que ocorre de forma exacerbada, causando danos ao organismo e caracterizando as reações de hipersensibilidade.

O termo hipersensibilidade é, portanto, empregado quando a resposta imunológica adaptativa ocorre de forma exagerada ou inapropriada, causando lesão de tecidos. Em geral, uma reação de hipersensibilidade não se manifesta no primeiro contato com o antígeno, e sim em contatos subsequentes, pois o indivíduo necessita estar sensibilizado.

Na década de 1960, Gell & Coombs descreveram 4 tipos de reação de hipersensibilidade: tipos I, II, III e IV, classificação que é utilizada até hoje. Essas reações são respostas imunológicas benéficas atuando inapropriadamente e, às vezes, causando reação inflamatória e lesão de tecidos, que se traduzem clinicamente por quadros de alergia. Os 3 primeiros tipos de reação são mediados por anticorpos, e o IV é mediado primariamente por células T e macrófagos (Tabela 1.1).

A seguir, para melhor compreensão dos mecanismos fisiopatológicos envolvidos nas alergias, apresenta-se uma descrição de cada um dos quatro tipos de reações de hipersensibilidade.

REAÇÃO TIPO I OU DE HIPERSENSIBILIDADE IMEDIATA

Ocorre quando uma resposta mediada por um anticorpo da classe IgE é direcionada contra antígenos ambientais inócuos, como pólen, ácaros da poeira, fungos e epitélio de animais, que aqui recebem a denominação de alérgenos. Na hipersensibilidade tipo I, a reação ocorre imediatamente após contato com um antígeno (entre os antígenos encontram-se as proteínas do látex), e resulta da

Tabela 1.1 Classificação das reações de hipersensibilidade.

TIPO DE REAÇÃO	MECANISMO	APRESENTAÇÃO CLÍNICA
Reação tipo I ou hipersensibilidade imediata	Mediado por anticorpos da classe IgE	Asma e rinite alérgicas, conjuntivite alérgica, anafilaxia
Reação tipo II ou hipersensibilidade citotóxica	Mediado por anticorpos da classe IgG/IgM e complemento	Anemia hemolítica
Reação tipo III ou hipersensibilidade por imunocomplexo	Mediado por anticorpos da classe IgG/IgM e complemento	Doença do soro, vasculites
Reação tipo IV ou hipersensibilidade celular ou tardia	Mediada por linfócitos T	Dermatite de contato

Ig: imunoglobulina

liberação de mediadores farmacológicos pelos mastócitos previamente sensibilizados pela IgE, o que provoca reação inflamatória aguda com sintomas respiratórios (como na asma e na rinite), ou mesmo sistêmicos (anafilaxia).

A reação tipo I depende da ativação de mastócitos sensibilizados pela IgE, através de alérgenos específicos. Os mastócitos liberam mediadores farmacológicos que produzem resposta inflamatória típica da reação de hipersensibilidade tipo I. As pesquisas mostram que várias citocinas são também liberadas pelos mastócitos ativados. Interleucinas 4 e 13 (IL4 e IL13), por exemplo, têm efeitos autócrinos significativos no mastócito e podem, junto com outras citocinas, facilitar a produção de IgE pelas células B. Além destas, citocinas como IL8 e IL9 são importantes para quimiotaxia e ativação de células inflamatórias no local da inflamação alérgica.

A primeira descrição do mecanismo das reações alérgicas foi feita por Prausnitz & Küstner, em 1921. Eles demonstraram que o soro extraído de um indivíduo alérgico e injetado na pele de um indivíduo sem história de alergia provocaria uma reação alérgica no local da inoculação. Küstner era alérgico a mariscos (*shellfish*), e a injeção de seu soro na pele de Prausnitz levou a uma reação semelhante a pápula e eritema quando o antígeno de mariscos foi subsequentemente injetado na pele no local sensibilizado. Cerca de 45 anos depois, ficou demonstrado que a reagina atópica (como era conhecida na década de 1920) envolvida nessa reação nada mais era que uma nova classe de imunoglobulina denominada IgE.

Em seguida ao contato inicial do alérgeno com a mucosa, acontece uma série complexa de eventos até a IgE ser produzida. A resposta da IgE é um evento específico do local de entrada do alérgeno no organismo, ou seja, a superfície das mucosas ou linfonodos locais. A produção de IgE pelas células B depende da apresentação do alérgeno pelas células apresentadoras de antígenos e de cooperação entre células B e T auxiliares. A IgE produzida localmente primeiro sensibiliza os mastócitos locais, depois entra na circulação e liga-se a receptores específicos nos basófilos circulantes ou mastócitos teciduais espalhados em todo o corpo. Os níveis de IgE geralmente estão elevados na vigência de doenças alérgicas. A determinação da IgE isoladamente não prediz estado alérgico, até porque existem fatores genéticos e ambientais que desempenham papel importante na expressão dos sintomas clínicos.

Uma vez que a IgE se encontra ligada aos receptores de alta afinidade nos mastócitos e basófilos, a desgranulação pode ser desencadeada por ligação cruzada de IgE, através de alérgenos ou outras moléculas: lecitinas, concanavalina A, anafilatoxinas, codeína, morfina, hormônio adrenocorticotrófico (ACTH) sintético, entre outros. A desgranulação resulta na liberação de mediadores pré-formados e neoformados, os quais, por meio de suas ações farmacológicas, vão provocar o processo inflamatório alérgico (Figura 1.1).

REAÇÃO TIPO II OU DE HIPERSENSIBILIDADE CITOTÓXICA

Ocorre quando o anticorpo se liga a antígenos, próprios ou não, na superfície de células, levando a fagocitose ou lise mediada por complemento. É causa-

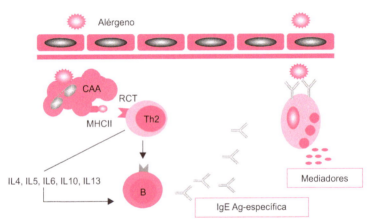

Figura 1.1 Reação de hipersensibilidade tipo I. Após o contato com a mucosa, o alérgeno é capturado e processado pelas células apresentadoras de antígenos (CAA) que expressam os peptídeos processados em sua superfície junto com moléculas de histocompatibilidade de classe II (MHC II). Nos linfonodos regionais, esses peptídeos são reconhecidos pelos receptores de células T (RCT) dos linfócitos Th2 que são ativados e produzem citocinas (IL4, IL5, IL10, IL13) que estimulam os linfócitos B a sintetizar moléculas de IgE específicas para esse alérgeno. As IgE específicas se ligam a receptores de alta afinidade na superfície de mastócitos. O indivíduo encontra-se, então, sensibilizado a esse alérgeno. Em um contato subsequente, o alérgeno interage diretamente com a IgE específica na superfície dos mastócitos ativando essas células, que liberam mediadores farmacológicos, dando origem à apresentação clínica da alergia.

Fonte: adaptada de Abbas et al., 2011.

da por anticorpos de classe IgG ou IgM, direcionados a antígenos na superfície de células ou tecidos específicos; desse modo, a lesão causada por reações tipo II localiza-se em um tecido ou tipo celular específico.

As reações de hipersensibilidade estão relacionadas a respostas imunológicas normais contra microrganismos e grandes parasitas multicelulares. De fato, ao reagirem a um patógeno, as respostas imunológicas exageradas podem se tornar tão lesivas ao hospedeiro quanto aos patógenos. Podem ocorrer em muitas outras condições que envolvam resposta imunológica, particularmente autoimunidade e transplante.

Na reação tipo II, o anticorpo direcionado contra antígenos na superfície de tecidos ou células interage com o complemento e com uma variedade de células para causar danos à célula-alvo. Os anticorpos podem ligar as células-alvo a células efetoras, como macrófagos, neutrófilos, eosinófilos, e células exterminadoras naturais (NK, de *natural killer*) através de receptores Fc nestas células. Os anticorpos podem também atuar com o complemento pela ativação de C1 na via clássica. O complemento pode atuar ainda de 2 maneiras nessas reações:

- As células-alvo sensibilizadas por anticorpos podem sofrer lise pela ativação da via clássica e da via lítica do complemento, com deposição do complexo C5b-9.
- O C3b pode ser depositado nos tecidos-alvo por ativação da via clássica ou da alça de amplificação.

Tanto os fragmentos do complemento quanto a IgG podem atuar como opsoninas, ligando-se aos tecidos do hospedeiro ou a microrganismos, e os fagócitos, então, capturam as partículas opsonizadas. Através de aumento da atividade dos lisossomas dos fagócitos e do incremento de sua capacidade de produzir metabólitos reativos de oxigênio, as opsoninas aumentam a capacidade dos fagócitos de destruir os patógenos, mas também ampliam a sua habilidade de produzir lesão imunopatológica nas reações de hipersensibilidade. Além disso, os anticorpos ligados aos receptores Fc dos fagócitos estimulam a liberação de ácido araquidônico, o precursor para a formação de prostaglandinas e leucotrienos, envolvidos no desenvolvimento de inflamação. Às vezes, os fagócitos não conseguem ingerir e matar alvos muito grandes nesse caso, o conteúdo de grânulos e lisossomas é liberado em direção ao alvo sensibilizado, causando a lesão. Esse processo é conhecido como exocitose.

Alguns dos exemplos de reação tipo II são observados nas respostas aos eritrócitos: transfusões de sangue de tipos incompatíveis, doença hemolítica autoimune, trombocitopenias autoimunes; e em algumas reações de hipersensibilidade a medicamentos.

REAÇÃO TIPO III OU HIPERSENSIBILIDADE MEDIADA POR IMUNOCOMPLEXOS

A reação tipo III ocorre quando imunocomplexos são formados em grande quantidade ou não são retirados adequadamente pelo sistema reticuloendotelial, levando a reações semelhantes às da doença do soro.

As reações tipo III envolvem anticorpos contra antígenos solúveis amplamente distribuídos no soro, e as lesões desencadeadas por esse tipo de hipersensibilidade afetam aqueles órgãos em que os complexos antígeno-anticorpo são depositados. Os imunocomplexos são formados toda vez que o anticorpo se encontra com um antígeno, e geralmente são removidos pelo sistema reticuloendotelial, mas ocasionalmente a sua formação pode provocar uma reação de hipersensibilidade. As doenças que resultam da formação de complexos imunes podem ser divididas em três grupos:

- Os efeitos combinados de uma infecção leve persistente (endocardite por *Streptococcus viridans* α-hemolítico ou estafilocócica, hepatite viral ou infecção por *Plasmodium vivax*) levam à produção crônica de complexos imunes com sua eventual deposição nos tecidos.
- Doença por complexo imune é uma complicação frequente de doença autoimune em que a formação contínua de autoanticorpos a um antígeno próprio pode levar à formação prolongada de complexos imunes; o sistema fagocítico mononuclear, eritrócitos e complemento tornam-se sobrecarregados, e os complexos são depositados nos tecidos, como ocorre na presença de LES (lúpus eritematoso sistêmico).
- Os imunocomplexos podem ser formados nas superfícies do corpo, principalmente nos pulmões após inalação repetida de material antigênico encontrado em fungos, plantas ou animais, como no pulmão do fazendeiro ou do criador de pombos, no qual existem anticorpos circulantes aos fungos actinomicetos encontrados no mofo do feno ou antígenos do pombo. Ambos são formas de alveolite alérgica extrínseca. Os anticorpos envolvidos são da classe IgG.

Os imunocomplexos desencadeiam grande variedade de processos inflamatórios. Ao interagirem com o sistema complemento, formam anafilatoxinas – C3a e C5a –, que causam a liberação de aminas vasoativas de basófilos e mastócitos, aumentando a permeabilidade vascular e promovendo quimiotaxia de polimorfonucleares. As plaquetas também podem interagir com os imunocomplexos através de seus receptores Fc, levando a agregação e surgimento de microtrombos e, assim, a um aumento posterior na permeabilidade vascular devido à liberação de aminas vasoativas. Os polimorfos atraídos tentam ingerir os complexos; mas, no caso de complexos depositados nos tecidos, isto é difícil, e os fagócitos, então, liberam enzimas lisossômicas por exocitose, lesionando os tecidos vizinhos.

Em condições normais, os imunocomplexos são removidos pelo sistema fagocítico mononuclear, particularmente no fígado e no baço. O tamanho do imunocomplexo é muito importante na regulação desse *clearance* – em geral, os complexos maiores são rapidamente removidos pelo fígado, e os menores permanecem na circulação por tempo mais prolongado. Isto porque os maiores fixam melhor o complemento e, assim, ligam-se melhor aos eritrócitos. Todavia, embora possam persistir na circulação por períodos prolongados, sua simples persistência não é por si só perigosa; os problemas começam quando eles se depositam nos tecidos. É provável que o fator desencadeante mais importante para a deposição de complexos nos tecidos seja o aumento da permeabilidade vascular. Esta deposição é mais provável onde há alta pressão sanguínea e turbulência, como nos capilares glomerulares, no plexo coroide, nos corpos ciliares ou na bifurcação de vasos.

REAÇÃO TIPO IV OU DE HIPERSENSIBILIDADE MEDIADA POR CÉLULAS

A reação de hipersensibilidade tipo IV, ou reação de hipersensibilidade tardia, é mediada por células T e macrófagos. Esse tipo de hipersensibilidade se manifesta quando antígenos são capturados por um macrófago e não podem ser eliminados. As células T são estimuladas e elaboram citocinas que vão intermediar uma série de respostas inflamatórias. Outros aspectos da hipersensibilidade tardia são observados na rejeição de transplantes e na dermatite alérgica de contato.

Segundo a classificação de Gell & Coombs, a expressão "hipersensibilidade de tipo IV ou tardia" é usada como denominação geral para descrever todas as reações de hipersensibilidade que levam mais de 12 h para se desenvolver, envolvendo resposta imunológica mediada por células. Entretanto, se reconhece que outras reações podem ter um pico 12 a 24 h após contato com alérgenos. A fase tardia da reação mediada por IgE também leva mais de 12 h, mas, como o nome sugere, seu mecanismo é mediado por IgE, apesar de células T auxiliares tipo II estarem envolvidas.

São reconhecidos três tipos de reação de hipersensibilidade tardia: por contato, tuberculínica e granulomatosa. A hipersensibilidade de contato e a hipersensibilidade do tipo tuberculínica ocorrem dentro de 72 h após provocação antigênica, enquanto a reação granulomatosa se desenvolve em algumas semanas. Os granulomas são formados por agregação e proliferação de macrófagos e podem persistir por semanas. Em termos de consequências clínicas, essa reação é o tipo mais sério de hipersensibilidade tardia. Entretanto, a alergia mais comumente encontrada envolvendo a reação tipo IV é a de hipersensibilidade de contato, ou dermatite de contato alérgica.

Clinicamente, a hipersensibilidade de contato caracteriza-se por uma reação inflamatória no local de contato com o antígeno. Os agentes mais comuns são haptenos como: níquel, cromatos e produtos químicos encontrados na fabricação de borracha. Haptenos são moléculas muito pequenas para serem antigênicas, cujo peso molecular é menor que 1 kDa. Na vigência de hipersensibilidade de contato, eles penetram na epiderme, onde se conjugam, na maioria das vezes covalentemente, às proteínas normais do organismo – proteínas carreadoras. O reconhecimento pelas células T é específico para o conjugado formado por proteína carreadora e hapteno e não depende do reconhecimento em separado de hapteno e carreador, como ocorre na formação de anticorpos.

A hipersensibilidade de contato é primariamente um fenômeno epidérmico. As células de Langerhans são derivadas da família das células dendríticas foliculares e constituem as principais células apresentadoras de antígenos nesse tipo de hipersensibilidade. Derivam da medula óssea e estão localizadas na camada suprabasal da epiderme. Expressam CD1, antígenos do MHC (complexo principal de histocompatibilidade) de classe II e receptores de superfície para Fc e C. Em camundongos, 4 h após provocação com DNCB (dinitroclorobenzeno), células de Langerhans aparecem na área paracortical dos linfonodos de drenagem.

No homem, o processo de sensibilização leva 10 a 14 dias. Uma vez absorvido, o hapteno combina-se com uma proteína e é internalizado pelas células de Langerhans que deixam a epiderme e migram, através de vasos linfáticos eferentes, para áreas paracorticais dos linfonodos regionais, onde, no contexto do MHC de classe II, elas apresentam o conjugado formado por proteína carreadora + hapteno já processado para linfócitos CD4+ de memória. A dose do antígeno é um dos principais determinantes da sensibilização.

A mudança histológica mais precoce na hipersensibilidade de contato é observada depois de 4 a 8 h, quando células mononucleares aparecem em torno de glândulas sudoríparas, glândulas sebáceas, folículos e vasos sanguíneos, e começam a se infiltrar na epiderme. Cerca de 48 a 72 h depois, ocorre o pico de infiltração celular na derme e na epiderme, e instala-se o edema. A maioria dos linfócitos do infiltrado são CD4+. As células de Langerhans aumentam na epiderme em 24 a 48 h e são encontradas no infiltrado. Os macrófagos também invadem a derme e epiderme em 48 h. Os basófilos são observados em algumas reações, e alguns mastócitos são vistos sem grânulos, o que indica que houve desgranulação.

Quando as células de Langerhans apresentam o conjugado formado por proteína carreadora + hapteno já processado às células T CD4+ de memória, estas são ativadas e liberam citocinas: IL2, IL3, IFNγ e GM-CSF. Como a célula T também expressa receptores para IL2, a liberação de IL2 promove, entre outras ações, a proliferação de células T. O IFNγ e TNF induzem os queratinócitos na epiderme a expressarem moléculas de adesão (ICAM1) 24 a 48 h após contato com o antígeno. Cerca de 48 h depois, os queratinócitos são estimulados a expressar antígenos do MHC de classe II. A expressão de ICAM1 é importante para a localização de linfócitos e macrófagos na pele. Os queratinócitos ativados liberam IL1, IL6, GM-CSF que promovem ativação e proliferação de células T. O GM-CSF também estimula células de Langerhans da mesma maneira. As células endoteliais da derme também podem expressar moléculas de adesão, e estar envolvidas no movimento dos linfócitos para o local da inflamação. A reação começa a evanescer 48 a 72 h depois. Essa regulação é mediada por vários mecanismos. Macrófagos e queratinócitos produzem PGE (prostaglandina E) que inibe a produção de IL1 e IL2 e a célula T liga-se ao queratinócito ativado. Existe também degradação enzimática e celular do conjugado formado por proteína + hapteno.

Mais recentemente, estudos imuno-histoquímicos e funcionais de células T reativas a fármacos em pacientes com reações alérgicas tardias a medicamentos permitiram que as reações de hipersensibilidade tardia (de tipo IV) fossem ainda subclassificadas como reações de células T, que, através da liberação de certas citocinas e quimiocinas, preferencialmente ativam e recrutam monócitos (do tipo IVa), eosinófilos (do tipo IVb) ou neutrófilos (do tipo IVd). Além disso, as funções citotóxicas por células T CD4+ ou CD8+ (do tipo IVc) parecem participar de todas as reações tipo IV (Tabela 1.2).

Tabela 1.2 Reclassificação da reação tipo IV ou hipersensibilidade celular.

TIPO	IVa	IVb	IVc	IVd
Citocinas	IFNγ, TNFα (perfil Th1)	IL5, IL4/IL13 (perfil Th2)	Perforinas/ Granzimas (CTL)	CXCE8, GM-CSF (células T)
Células	Macrófago	Eosinófilo	Célula T	Neutrófilo
Apresentação clínica	Dermatite de contato	Asma, rinite e exantema maculopapular	Dermatite de contato, exantemas bolhoso e maculopapular, hepatites	Pustulose exantemática aguda generalizada

CONSIDERAÇÕES FINAIS

A reação alérgica pode envolver pelo menos um dos quatro tipos principais de reação de hipersensibilidade, podendo inclusive envolver a sobreposição de mais de um dos tipos conhecidos. Como discutimos neste capítulo, cada uma das reações de hipersensibilidade envolve mecanismos fisiológicos distintos em seu desenvolvimento e isso traz repercussões patológicas e clínicas importantes. Portanto, para melhores abordagens diagnóstica e terapêutica das alergias torna-se imprescindível conhecer e identificar o tipo de hipersensibilidade envolvido no processo fisiopatológico em questão. Tal conhecimento com certeza trará grande benefício para o indivíduo alérgico, no controle do quadro clínico vigente e na prevenção de quadros futuros.

BIBLIOGRAFIA

Abbas AK, Lichtman AH, Pillai S (Eds.). Imunologia celular e molecular. 7. ed. Rio de Janeiro: Elsevier; 2011.

Broide DH. Molecular and cellular mechanisms of allergic disease. J Allergy Clin Immunol. 2001; 108:S65-71.

Hoffmann HJ. News in cellular allergology: a review of the human mast cell and basophil granulocyte literature from January 2013 to May 2015. Int Arch Allergy Immunol. 2015; 168(4):253-62.

Pichler WJ. Delayed drug hypersensitivity reactions. Ann Intern Med. 2003; 139(8):683-93.

Yun J, Cai F, Lee FJ et al. T-cell-mediated drug hypersensitivity: immune mechanisms and their clinical relevance. Asia Pac Allergy. 2016; 6(2):77-89.

CAPÍTULO 2

Avaliação pré-anestésica

Janice Leão Ferraz

INTRODUÇÃO

A Resolução nº 2.174/2017, do Conselho Federal de Medicina, determina que: antes da realização de qualquer ato anestésico, exceto em situações de urgência, é indispensável conhecer, com a devida antecedência, as condições clínicas do paciente, cabendo ao médico anestesiologista decidir sobre a conveniência, ou não, da aplicação da anestesia, de modo soberano e intransferível, e obtenção do termo de consentimento específico.

AVALIAÇÃO PRÉ-OPERATÓRIA

Como parte da avaliação pré-operatória, a avaliação pré-anestésica que precede os cuidados de anestesia para a cirurgia e procedimentos não cirúrgicos tem como objetivo inicial reduzir a morbidade e a mortalidade do paciente cirúrgico, diminuir o custo do atendimento perioperatório e possibilitar ao paciente a recuperação de suas funções em um ritmo adequado.

Essa avaliação é o momento em que pacientes e familiares podem esclarecer dúvidas e receber todas as informações pertinentes ao ato anestésico, visando minimizar a ansiedade pré-operatória.

Recomenda-se que a avaliação pré-operatória seja realizada em consulta médica ambulatorial, ocasião em que, independentemente da idade e da doença principal do paciente, deve-se fazer uma investigação clínica pormenorizada sobre os diversos sistemas e órgãos: cardiovascular, respiratório, nervoso, ósseo, muscular, digestório, endócrino, geniturinário, hematopoético e da coagulação, além de exame físico minucioso.

Pacientes com histórico de alergia ou registro de manifestação alérgica durante procedimentos anteriores devem ser encaminhados ao setor de Imunologia para avaliação e conduta, com retorno ao ambulatório de avaliação pré-operatória para finalização do processo.

Ao final da avaliação, ocorrendo a liberação, o paciente deve ser orientado pelo médico ou pela equipe de enfermagem sobre os procedimentos a serem seguidos para a realização do ato cirúrgico tais como: tempo de jejum e a necessidade de avaliação tardia no pós-operatório pela equipe de avaliação perioperatória.

O médico anestesiologista que realizou a avaliação pode ou não ser o mesmo que fará a anestesia. O registro da avaliação pré-operatória deve ser feito em impresso específico, que será revisto pelo anestesiologista que for atender o paciente durante o procedimento cirúrgico.

AVALIAÇÃO DO ESTADO FÍSICO DO PACIENTE

Ao indicar cirurgia eletiva, o cirurgião deve fornecer informações básicas, como tipo de cirurgia, duração estimada, data prevista para sua realização, e solicitar exames laboratoriais mínimos, com base nas comorbidades que o paciente apresenta. Por sua simplicidade, a classificação da American Society of Anesthesiologists (ASA Physical Status – Tabela 2.1) é a mais utilizada para caracterização do estado físico de pacientes a serem submetidos a procedimentos cirúrgicos.

AVALIAÇÃO DO RISCO CARDÍACO E EXAMES PRÉ-OPERATÓRIOS

Escores de risco adicionais podem ser aplicados durante a avaliação pré-operatória. As comorbidades cardiovasculares são as que impõem maior risco ao paciente cirúrgico. Geralmente se utiliza a classificação inicial do risco

Tabela 2.1 Classificação do estado físico conforme escore da American Society of Anesthesiologists (ASA).

ASA I	Paciente sadio sem alterações orgânicas
ASA II	Paciente com alteração sistêmica leve ou moderada
ASA III	Paciente com alteração sistêmica grave com limitação funcional
ASA IV	Paciente com alteração sistêmica grave que representa constante risco à vida
ASA V	Paciente moribundo que não se espera que sobreviva sem a cirurgia
ASA VI	Paciente com morte cerebral declarada, cujos órgãos estão sendo removidos para fins de doação

Fonte: adaptada de ASA, 2014.

Tabela 2.2 Classificação do risco cardíaco conforme o procedimento cirúrgico.

Risco baixo (mortalidade esperada inferior a 1%)	Procedimentos endoscópicos, procedimentos superficiais, cirurgias oftalmológicas, facectomia, cirurgias de mama
Risco intermediário (mortalidade esperada entre 1% e 5%)	Endarterectomia de carótida, cirurgias intraperitoneais (inclusive laparoscopia) e torácicas, cirurgias de cabeça e pescoço, cirurgias ortopédicas, cirurgias uroginecológicas (exceto por via endoscópica)
Risco alto (mortalidade esperada superior a 5%)	Cirurgias de emergência de grande porte (especialmente em idosos), cirurgias de aorta, cirurgias vasculares periféricas de grande porte, cirurgias associadas a grandes perdas de sangue e de líquidos corporais

Fonte: adaptada de Glance et al., 2012.

cardíaco, conforme o procedimento cirúrgico (Tabela 2.2), para solicitação de exames específicos pré-operatórios e encaminhamento para avaliação clínica cardiovascular antes da cirurgia (Tabela 2.3).

Os pacientes que serão submetidos a procedimentos que requeiram anestesia local sem necessidade de anestesiologista e que necessitem de avaliação pré-operatória deverão ser encaminhados para avaliação clínica específica.

Ao final da avaliação pré-operatória, ocorrendo a liberação, o paciente deve ser orientado pelo médico ou pela equipe de enfermagem sobre os procedimentos a serem seguidos para realização do procedimento cirúrgico.

Tabela 2.3 Solicitação de exames pré-operatórios.

PACIENTES SEM COMORBIDADES		PACIENTES COM COMORBIDADES, INDEPENDENTEMENTE DA IDADE
ABAIXO DE 40 ANOS DE IDADE	ACIMA DE 40 ANOS DE IDADE	• **Pacientes diabéticos**: ECG, creatinina, glicemia
Não necessitam de exames pré-operatórios	• ECG	• **Pacientes obesos**: ECG, glicemia
	• Radiografia de tórax	• **Pacientes hipertensos, nefropatas e/ou cardiopatas**: ECG, creatinina, sódio, potássio, glicemia.
Exceções:	• Hemograma	
• Amigdalectomia	• Coagulograma	• **Pacientes hepatopatas**: creatinina, coagulograma, hemograma, bilirrubinas, albumina, glicemia
• Cirurgia oftalmológica sob bloqueio regional	• Sódio e potássio	
• Sangramento no pré-operatório	• Creatinina	• **Pacientes em uso de anticoagulantes**: coagulograma, hemograma, creatinina
• Risco de sangramento intraoperatório expressivo	• Glicemia	• **Pacientes com história de sangramento**: coagulograma e hemograma
Nesses casos, solicitar:		• **Pacientes tabagistas ou com DPOC**: radiografia de tórax
• Hb e Ht		
• Coagulograma		

ECG: eletrocardiograma; Hb: hemoglobina; Ht: hematócrito.

Fonte: adaptada de Consenso do Centro Perioperatório do Instituto Central do HCFMUSP.

BIBLIOGRAFIA

ASA Physical Status Classification System. Developed By: ASA House of Delegates/ Executive Committee. Last Amended: October 15, 2014 (original approval: October 15, 2014). Disponível em: https://www.asahq.org/standards-and-guidelines/asa-physical-status-classification-system.

Carmona MJC, Garcia LV, Ferraz JL. Avaliação pré-operatória – estado da arte. Rio de Janeiro: Atheneu; 2018.

Glance LG, Lustik SJ, Hannan EL et al. The surgical mortality probability model: derivation and validation of a simple risk prediction rule for noncardiac surgery. Ann Surg. 2012; 255:696-702.

CAPÍTULO 3

Avaliação de especialista para pacientes com reações alérgicas prévias

Laila Sabino Garro

INTRODUÇÃO

Em anestesia, as reações de hipersensibilidade podem ser mediadas ou não por imunoglobulina E (IgE). Em termos de gravidade durante um procedimento cirúrgico, essas reações podem variar de um quadro de urticária ou *rash* cutâneo até anafilaxia. Sintomas cutâneos são os mais frequentemente observados, e anafilaxia é uma manifestação rara, mas temível pela possibilidade de complicar ou interromper um procedimento cirúrgico,[1] devido ao seu caráter agudo e potencialmente fatal.[2,3] Apesar do grande volume de cirurgias em diferentes serviços do Brasil, não ocorre registro sistemático desses casos, de modo que os pacientes não são identificados como pacientes sob risco de reações futuras. Além disso, em geral esses pacientes devem ser encaminhados para investigação sobre o provável agente causal. A cooperação entre alergistas e anestesistas pode contribuir muito para melhor abordagem desses casos e prevenção de reações futuras potencialmente fatais.

Reações de hipersensibilidade ocorridas no perioperatório são aquelas que podem ocorrer imediatamente ao início de um procedimento cirúrgico (indução anestésica), durante o procedimento ou nas primeiras horas após seu término. Desta forma, a avaliação da ficha anestésica, na qual constam, em ordem cronológica, os dados que mostram a ocorrência de uma reação e o momento de infusão de cada fármaco, é fundamental para a investigação desses casos. A avaliação pré-anestésica deverá incluir indagação sobre a ocorrência de reação em procedimento prévio, e este é um dos principais fatores de risco para uma nova reação.

Na França, a notificação sistemática desses casos é feita desde 1985, o que permite aos profissionais acompanharem evolutivamente o perfil das reações e intervirem de modo eficaz para preveni-las. Estima-se que a ocorrência dessas reações de hipersensibilidade durante procedimentos cirúrgicos tenha uma variabilidade de 1:3.500 a 1:13.000 procedimentos na França; 1:10.000 a 1:20.000 na Austrália; e, na Espanha, 1:10.000.[1,4] Dependendo do país, correspondem a 9% a 19% das complicações intraoperatórias, e 5% a 7% da mortalidade em anestesia; a morbidade é expressa por sequelas de anoxia cerebral.[5] Entretanto, a exata prevalência de anafilaxia durante procedimento anestésico dificilmente é estabelecida, principalmente porque na maioria dos países não se faz o registro sistemático dessas ocorrências. Sendo assim, deve ser dada maior atenção a essas reações, que, apesar de raras, muitas vezes são graves; a notificação obrigatória poderia aumentar a segurança da anestesia. A incidência de reações anafiláticas durante procedimentos anestésicos pode ser reduzida por meio de prevenção de novas reações, principalmente em pacientes com história de anafilaxia em procedimentos anteriores.[6]

Recentemente, o levantamento dos casos de anafilaxia perioperatória (APEO) (n = 1.816) avaliados no período de oito anos pelo Grupo de Estudos de Reações Anafiláticas Perianestésicas (GERAP), da França, demonstrou que os bloqueadores neuromusculares (BNM) continuam sendo os principais envolvidos (58,08% das causas), seguidos por látex (19,65%) e antibióticos (12,85%).[7] Entretanto, o percentual de reações decorrentes de distintos grupos de fármacos tem variado ao longo dos anos.

APRESENTAÇÃO CLÍNICA DAS REAÇÕES DE HIPERSENSIBILIDADE NO PERIOPERATÓRIO

Durante a investigação de uma reação de hipersensibilidade ocorrida em procedimento anterior, os dados que foram registrados na ficha anestésica são fundamentais para se conduzir a investigação e levar a uma conclusão sobre o provável agente causal. Além do tempo em que as medicações foram administradas, a repercussão das apresentações clínicas deve ser observada em diferentes órgãos e sistemas, e seu registro deve ser feito na ficha anestésica de acordo com o tempo em que a reação ocorreu.

As reações de hipersensibilidade no perioperatório geralmente acontecem minutos após a exposição ao agente causal (inclusive na indução anestésica), com a rápida instalação dos sintomas cutâneos (*rash*, urticária, *flushing*, angioedema), podendo evoluir com manifestações gastrintestinais (náuseas, vômitos, diarreia); respiratórias (rinoconjuntivite, broncospasmo); taquicardia e/ou hipotensão. Quando houver acometimento desses outros órgãos e sistemas, estará caracterizado um quadro de anafilaxia.[8]

A ocorrência de hipotensão e broncospasmo durante a cirurgia sempre tem que levar à suspeita de anafilaxia, a menos que outra causa possa ser claramente identificada. Com a diminuição da pressão arterial, também ocorrem dificuldade de ventilação e variações da frequência cardíaca. Em decorrência de diferentes fatores durante a anestesia, muitas vezes o diagnóstico de anafilaxia pode ser adiado, resultando em quadros clínicos graves. Os pacientes sob o risco de reconhecimento tardio de uma anafilaxia podem ser usuários de betabloqueadores, pois não manifestarão o aumento tão evidente da frequência cardíaca observada em outros pacientes.[6]

Os critérios clínicos que uma reação de hipersensibilidade envolve foram organizados de acordo com uma classificação que varia entre os graus I a IV, com o objetivo de tornar o diagnóstico e a caracterização de sua gravidade mais confiáveis. A classificação das reações de hipersensibilidade em graus também norteia o profissional em relação aos diagnósticos diferenciais de reações não anafiláticas. Os critérios foram propostos pelo *Guidelines for Clinical Practice* em 2005 e atualizados em 2011[5,9] (Tabela 3.1).

Embora as manifestações cutâneas sejam muito frequentes tanto na anafilaxia mediada por IgE quanto pela anafilaxia não IgE, devemos estar atentos à ausência de sinais cutâneos.[8] O fato de o paciente não estar com a pele exposta durante o procedimento por causa dos campos e cortinas cirúrgicas pode impedir a observação de *rash* cutâneo ou urticária, retardando o diagnóstico e o tratamento da reação. Além disso, a sedação impede o paciente de se queixar da ocorrência de prurido.

É importante ressaltar que os sintomas cutâneos, o broncospasmo, a hipotensão, o colapso cardiovascular e a parada cardíaca podem ocorrer como caracte-

Tabela 3.1 Classificação da gravidade das reações de hipersensibilidade imediatas.

ESTÁGIOS DE GRAVIDADE DAS REAÇÕES DE HIPERSENSIBILIDADE NO PERIOPERATÓRIO	APRESENTAÇÕES CLÍNICAS
Grau I	Sintomas cutâneos e/ou angioedema
Grau II	Moderado envolvimento sistêmico: sintomas cutâneos, hipotensão, taquicardia, broncospasmo
Grau III	Grave envolvimento sistêmico que requer tratamento específico: colapso cardiovascular, arritmias (taquicardia ou bradicardia), broncospasmo. Os sintomas cutâneos podem estar ausentes ou ocorrer após normalização da pressão arterial
Grau IV	Falência respiratória e/ou circulatória

Fonte: adaptada Mertes et al., 2011.[9]

rísticas isoladas. Algumas vezes, estas podem ser reações leves, restritas a um dos sistemas, e se resolver espontaneamente, passando, assim, despercebidas. Nesses casos, o risco de anafilaxia em uma exposição futura é maior. Sendo assim, a supervisão, mesmo em casos de reações leves, também é muito importante.

O seguimento durante 12 meses das cirurgias ocorridas no Hospital das Clínicas da Faculdade de Medicina da Universidade de São Paulo (HC-FMUSP) através de um questionário preenchido pelos anestesiologistas trouxe informações sobre a observação clínica de 5.414 cirurgias. Foram 60 casos de hipersensibilidade ocorridos no perioperatório. Setenta e cinco por cento dos pacientes apresentaram reações de hipersensibilidade de grau I (45 pacientes) (incidência de 27,9:10.000). Vinte e cinco por cento (15 pacientes) apresentaram reações de graus II, III ou IV (incidência de 7:10.000). Nenhum paciente teve reações de grau IV. Trinta pacientes (50%) foram classificados como ASA I. A frequência de choque cardiovascular por APEO foi maior em pacientes classificados como ASA III do que em pacientes classificados como ASA I ou ASA II.[10]

FATORES DESENCADEANTES

O raciocínio sobre o provável agente causal pode estar relacionado com o tempo cirúrgico em que a reação ocorre. Nas reações de hipersensibilidade que ocorrem no momento da indução anestésica, os principais agentes causais são os BNM, antibióticos, opioides ou anestésicos intravenosos.[11] Deve-se atentar para fatores desencadeantes que provocam reações mais tardias (no intraoperatório ou ao término do procedimento), como látex, antibióticos, coloides, contrastes e antissépticos (clorexidina). Pode ocorrer devido à absorção tardia na pele ou nas mucosas, ou à administração de fármacos no final do procedimento cirúrgico, ou mesmo à retirada de um torniquete cirúrgico que cause circulação de alérgenos.[3,4,11] Não há relatos de reações de hipersensibilidade associadas a agentes inalatórios.

No levantamento dos casos de APEO no HC-FMUSP, os principais agentes causais, de acordo com a observação clínica dos anestesistas, foram os BNM, seguidos pelos hipnóticos e depois pelos antibióticos.[10]

FATORES DE RISCO E POPULAÇÕES ESPECIAIS EM RISCO

A avaliação do risco deve começar antes do procedimento. A história clínica e os registros médicos anteriores podem revelar importantes fatores associados a reações de hipersensibilidade ocorridas previamente em procedimentos cirúrgicos ou em outros eventos. Estabeleceu-se que os pacientes que se enquadrem nas categorias descritas a seguir têm maior risco de sofrer tais reações:[9,12]

- Pacientes que relatam sinais e sintomas de reações alérgicas em anestesia prévia.

- Pacientes com hipersensibilidade diagnosticada a um dos fármacos (p. ex., dipirona) ou produtos (p. ex., contrastes e clorexidina) que podem vir a ser usados durante o procedimento atual.

- Pacientes que foram submetidos a várias cirurgias ou procedimentos, especialmente crianças com espinha bífida, devido à alta exposição ao látex.

- Pacientes que relatam sintomas de alergia ao látex, independentemente da exposição.

- Pacientes que apresentam manifestações clínicas de alergia após a ingestão de frutas ou raízes, como abacate, quiuí, banana, abacaxi, mamão, castanha, maracujá, mandioca, devido à alta reatividade cruzada entre esses alimentos e o látex.

A presença de atopia (rinite alérgica, asma brônquica, alergia alimentar e/ou dermatite atópica) é uma condição associada a aumento do risco de anafilaxia induzida pelo látex, mas não a outros agentes. As mulheres são mais suscetíveis de desenvolver hipersensibilidade aos BNM quando são sensibilizadas ao radical amônio quaternário, pois este também é utilizado em produtos cosméticos.[7,8]

Uma população especial em risco de APEO é formada por pacientes com mastocitose sistêmica. A ativação de mastócitos leva a aumento de triptase sérica e de mediadores inflamatórios responsáveis por reações potencialmente graves.[13] Outra condição de risco é o angioedema hereditário, uma doença autossômica dominante, rara, causada pela deficiência do inibidor de C1 esterase. A doença manifesta-se com angioedema de face, laringe, orofaringe, extremidades, abdômen e/ou genitália, não associado a urticária, e pode simular um quadro de anafilaxia, um de seus diagnósticos diferenciais. Gatilhos comuns incluem traumatismo, cirurgia, intubação e anestesia. Estudo recente estimou um risco de angioedema perioperatório variando de 5,7% a 30,5%, abrangendo os tipos I e II de angioedema hereditário que não estão sendo submetidos a profilaxia com fármacos específicos.[14] A observância de angioedema isolado deve sugerir a possibilidade de angioedema hereditário ou hipersensibilidade aos inibidores da enzima conversora da angiotensina (IECA) ou bloqueadores do receptor de angiotensina (BRA). Estes são exemplos de angioedema não mediados pela produção de histamina, mas, sim, por bradicinina.

Outras causas que podem promover a ocorrência de instabilidade clínica durante um procedimento cirúrgico devem ser possíveis diagnósticos diferenciais das reações de hipersensibilidade (p. ex., intubação orotraqueal difícil, fármacos hipotensores, choque cardiogênico, hemorragias, asma grave, pneumotórax, embolia pulmonar, efeitos parassimpáticos, hipertermia maligna e sepse).[11]

DIAGNÓSTICO DE REAÇÕES DE HIPERSENSIBILIDADE E INVESTIGAÇÃO DO PROVÁVEL AGENTE CAUSAL

O diagnóstico clínico é preponderante no momento em que ocorre a reação. O rápido reconhecimento dos sinais e sintomas de uma reação de hipersensibilidade (mediada por IgE ou não IgE) está diretamente relacionado ao prognóstico. As manifestações cutâneas são as mais frequentes, e clinicamente não se consegue fazer diferenciação entre as reações que são ou não mediadas por IgE. O diagnóstico será obtido por meio de investigação realizada com:[9]

- Testes cutâneos (teste de punctura, ou *prick test*, e testes intradérmicos de leitura imediata). Podem ser realizados para BNM, hipnóticos, opioides, antibióticos, anestésicos locais, dipirona, clorexidina e contrastes. Em caso de suspeita de alergia ao látex, o *prick test* com extrato padronizado está disponível em nosso meio; não é indicado o teste intradérmico.
- Dosagem de IgE sérica específica. Disponível para poucos componentes associados a reações perioperatórias, mas de grande valor na investigação de alergia ao látex.
- Testes de provocação. Indicados quando não houver anafilaxia grave e quando os testes citados anteriormente não indicarem positividade, após avaliação do risco *versus* benefício em cada caso.

Os testes cutâneos são a principal ferramenta disponível para investigação do provável agente causal. Já existem protocolos bem estabelecidos na literatura para esses testes com BNM, látex, antibióticos betalactâmicos, anestésicos locais, opioides e hipnóticos.[9] Ultimamente, a literatura também vem mostrando o valor dos testes cutâneos para contrastes, clorexidina e dipirona. Eles devem ser indicados e realizados por médico especialista em ambiente apropriado para que se possa reverter uma reação que porventura ocorra durante o procedimento.

A dosagem de triptase sérica é uma ferramenta útil no diagnóstico de APEO. A avaliação da triptase sérica na fase aguda da reação e sua reavaliação nas horas subsequentes vão caracterizar seu pico durante a reação. A triptase sérica é o principal marcador laboratorial de desgranulação de mastócitos. Trata-se de uma protease de mastócitos liberada em reações de hipersensibilidade imediata, e níveis de triptase sérica total acima de 25 µg/L sugerem um mecanismo de liberação mediado por IgE.[9] Pode também estar elevada em reações que provocam a desgranulação direta de mastócitos, nas quais não ocorre a participação de IgE, mas seu aumento tende a ser menos pronunciado e menos frequente nessas reações.[15,16] A triptase tem meia-vida de aproximadamente 2 h, e o retorno aos valores basais ocorre em 12 a 14 h.[17,18] O melhor momento para se obter uma amostra de sangue para teste da triptase é 1 a 2 h após o início da reação,[17] e alguns autores estendem esse intervalo para 1 a 6 h.[19] Se os níveis iniciais forem elevados, o diagnóstico de anafilaxia é provável, mas outra amostra de sangue deve ser coletada para comparação, pelo menos dois dias após resolução do quadro.[4] Isso se justifica porque os valores basais normais têm amplas variações e os pacientes podem apresentar anafilaxia bifásica ou outras condições que podem elevar os níveis de triptase basais, tais como mastocitose sistêmica e síndrome de ativação de mastócitos.[9,19,20] O aumento nos valores de triptase é muito útil nos casos de diagnóstico diferencial das reações em que houve anafilaxia e outras reações que podem simular um quadro semelhante. Desta forma, a dosagem de triptase sérica pode fornecer indícios adicionais e deve ser realizada sempre que possível. Por outro lado, raros são os hospitais no Brasil que disponibilizam a dosagem de triptase em seus laboratórios. Além disso, não existe uma rotina para solicitação deste exame quando há suspeita de uma APEO em nosso meio. É preciso que haja um esforço das equipes envolvidas para promover acesso ao exame e para que seu uso seja estabelecido de rotina, como vem sendo demonstrado na literatura.

Na presença de reações que levantem suspeita de hipersensibilidade em um procedimento cirúrgico, o paciente deve ser encaminhado ao alergista para que se investigue qual é o agente causal.[21] O anestesista deve comunicar ao paciente que houve suspeita de uma reação alérgica durante o procedimento e fornecer os dados da ficha anestésica para investigação, além dos valores de triptase sérica, se disponíveis. Estes dados são fundamentais para que possamos identificar o momento em que teve início a reação durante o procedimento e quais fármacos e substâncias o paciente havia recebido, considerando-se, inclusive, o contato com látex e clorexidina.

A Tabela 3.2 mostra de que maneira devem ser abordados, em um procedimento cirúrgico, os pacientes com história de hipersensibilidade prévia, caso haja necessidade de passarem por um novo procedimento, seja de emergência ou programado.[9]

A cooperação entre alergista e anestesista assume importância fundamental para identificação do provável agente causal e prevenção de futura reação potencialmente fatal. Além disso, alguns pacientes que sofreram reações de hipersensibilidade durante procedimentos cirúrgicos passam a ter receio de usar qualquer fármaco que lhes venha a ser oferecido em situações futuras, o que tem impacto direto em sua qualidade de vida, além de dificultar a abordagem desses casos por outros profissionais médicos ou dentistas.

CONSIDERAÇÕES FINAIS

Devido à escassez de dados sobre reações de hipersensibilidade no perioperatório ocorridas em nosso meio, não se sabe quais são os agentes causais mais

Tabela 3.2 Procedimentos para investigação de reação de hipersensibilidade em anestesia prévia.

TIPO DE PROCEDIMENTO FUTURO EM PACIENTES COM HISTÓRIA DE APEO	PROCEDIMENTO DE EMERGÊNCIA		PROCEDIMENTO PROGRAMADO	
Existem ou não os dados da reação anterior	Paciente ainda não passou por avaliação após a reação ocorrida	Não há dados na ficha anestésica	Há dados na ficha anestésica, e história clínica é compatível com anafilaxia	Há dados na ficha anestésica, e história clínica *não* é compatível com anafilaxia
Conduta para investigação e abordagem de cada caso	• Ambiente isento de látex • Indicar anestesia regional, local ou inalatória, ou anestesia geral sem BNM e sem substâncias liberadoras de histamina (p. ex., opioides, contrastes iônicos hiperosmolares etc.)	• Consulta a alergista e anestesista • Testes cutâneos para todos os BNM • Testes cutâneos e/ou dosagem de IgE sérica específica para látex	• Testes cutâneos para todos os agentes sob suspeita e os utilizados • Dosagem de IgE sérica para látex e para os agentes disponíveis	• Considerar outro diagnóstico

BNM: bloqueadores neuromusculares; IgE: imunoglobulina E; APEO: anafilaxia perioperatória.

Fonte: adaptada Mertes et al., 2011.[9]

comuns, não podendo ser possível atuar de maneira preventiva. A partir da avaliação do perfil de tais reações, pode-se caracterizar melhor esses pacientes e adquirir conhecimento sobre possíveis fatores e grupos de risco associados aos casos de APEO em nosso meio. O esforço em prol da formação de equipes de Alergia e Anestesia deve ser estimulado para que se possa oferecer melhor abordagem a esses pacientes. Desse modo, será possível prevenir novas reações em cirurgias, além de reiterar a importância do registro sistemático dos casos de APEO nos serviços de anestesia.

REFERÊNCIAS

1. Faria E, Sousa N, Geraldes L et al. Anafilaxia perioperatória em Coimbra: experiência da consulta de alergia a fármacos. Rev Port Imunoalergol. 2008; 16:73-92.
2. Almeida MM, Gaspar A, Marta CS et al. Anafilaxia — Da notificação e reconhecimento à abordagem terapêutica. Rev Port Imunoalergol. 2007; 15:19-41.
3. Harper NJN, Dixon T, Dugué P et al. Guidelines: Suspected Anaphylactic Reactions Associated with Anaesthesia. Anaesthesia. 2009; 64:199-211.
4. Ebo DG, Fisher MM, Hagendorens MM et al. Anaphylaxis during anaesthesia: diagnostic approach. Allergy. 2007; 62:471-87.
5. Mertes PM, Laxenaire MC, Lienhart A et al. Reducing the risk of anaphylaxis during anaesthesia: guidelines for clinical practice. J Investig Allergol Clin Immunol. 2005; 15:91-101.
6. Mertes PM, Lambert M, Guéant-Rodriguez RM et al. Perioperative anaphylaxis. Immunol Allergy Clin North Am. 2009; 29:429-51.
7. Mertes PM, Alla F, Tréchot P et al. Anaphylaxis during anaesthesia in France: an 8-year national survey. J Allergy Clin Immunol. 2011; 128:366-73.
8. Mertes PM, Laxenaire MC, Alla F, Groupe D'Etudes des Réactions Anaphylactoïdes Peranesthésiques. Anaphylactic and anaphylactoid reactions occurring during anesthesia in France in 1999-2000. Anesthesiology. 2003; 99:536-45.
9. Mertes PM, Malinovsky JM, Jouffroy L et al. Reducing the risk of anaphylaxis during anaesthesia: 2011 updated guidelines for clinical practice. J Investig Allergol Clin Immunol. 2011; 21:442-53.
10. Garro LS, Aun MV, Soares IS et al. Specific questionnaire detects a high incidence of intra-operative hypersensitivity reactions. Clinics. 2018; 73:1-7.
11. Ewan PW, Dugué P, Mirakian R et al. BSACI guidelines for the investigation of suspected anaphylaxis during general anaesthesia. Clin Exp Allergy. 2010; 40:15-31.
12. Dewachter P, Mouton-Faivre C, Emala CW. Anaphylaxis and anesthesia: controversies and new insights. Anesthesiology. 2009;111:1141-50.
13. Bridgman DE, Clarke R, Sadleir PHM et al. Systemic mastocytosis presenting as intraoperative anaphylaxis with atypical features: a report of two cases. Anaesth Intensive Care. 2013; 41:116-21.
14. Aygören-Pürsün E, Martinez Saguer I, Kreuz W, Klingebiel T, Schwabe D. Risk of angioedema following invasive or surgical procedures in HAE type I and II — the natural history. Allergy. 2013; 68:1034-9.

15. Mertes PM, Laxenaire MC, GERAP. Anaphylactic and anaphylactoid reactions occurring during anaesthesia in France. Seventh epidemiologic survey (January 2001-December 2002). Ann Françaises Anesthésie Réanimation. 2004; 23:1133-43. 36.
16. Fisher MM, Baldo BA. Mast cell tryptase in anaesthetic anaphylactoid reactions. Br J Anaesth. 1998; 80:26-9.
17. Schwartz LB, Yunginger JW, Miller J et al. Time course of appearance and disappearance of human mast cell tryptase in the circulation after anaphylaxis. J Clin Invest. 1989; 83:1551-5.
18. Laroche D, Vergnaud MC, Sillard B et al. Biochemical markers of anaphylactoid reactions to drugs. Comparison of plasma histamine and tryptase. Anesthesiology. 1991; 75:945-9.
19. Michalska-Krzanowska G. Tryptase in diagnosing adverse suspected anaphylactic reaction. Adv Clin Exp Med Off Organ Wroclaw Med Univ. 2012; 21:403-8.
20. Schwartz LB, Sakai K, Bradford TR et al. The alpha form of human tryptase is the predominant type present in blood at baseline in normal subjects and is elevated in those with systemic mastocytosis. J Clin Invest. 1995; 96:2702-10.
21. Galvão VR, Giavina-Bianchi P, Castells M. Perioperative anaphylaxis. Curr Allergy Asthma Rep. 2014; 14:452.

CAPÍTULO 4

Látex

I. Silvia Corrêa Soares
Luiz Antonio Vane

INTRODUÇÃO

O látex natural é um produto extraído da seringueira (*Hevea brasiliensis*) e tem como principal propriedade a elasticidade que caracteriza inúmeros artigos de uso médico, tais como: luvas, cateteres, máscaras, drenos, sondas, garrotes; além de outros artigos de uso comum como: preservativos, bolas, balões de festa, toucas, brinquedos, chupetas, entre outros.[1,2]

O contato com o látex se dá diretamente por via cutânea, mucosa ou percutânea.[1,3] As partículas de látex funcionam como aerossol no ambiente hospitalar e resultam do pó lubrificante (amido de milho) utilizado nas luvas, o qual, por ser bastante leve e absorver proteínas do látex, é um bom veículo para essa disseminação aérea. É desta forma, também, que possibilita o contato do látex com a mucosa respiratória das vias aéreas superiores e inferiores.

Atualmente, a alergia ao látex representa um capítulo importante e muito estudado no campo das doenças alérgicas.[4,5] Após os anos 1980, passou a representar uma importante questão de saúde pública, particularmente em grupos bem identificados, que têm contato com esse potente alérgeno, tanto em nível ocupacional como durante a realização de intervenções cirúrgicas ou no uso diário. O aumento da prevalência e da gravidade das reações alérgicas ao látex foi associado a vários fatores. Dentre eles, citam-se o maior contato e a generalização do uso de luvas e outros produtos que contêm látex. Além disso, alterações no processo de fabricação para aumentar a produção promoveram alterações na qualidade dos produtos finais, aumentando o conteúdo proteico alergênico.[6]

No período intraoperatório, o látex também tem se mostrado importante fator de desencadeamento de anafilaxia. Dentre os alérgenos mais utilizados, por ordem de incidência, a alergia ao látex ocupa posição de destaque, superada apenas pelos bloqueadores neuromusculares e à frente de medicamentos frequentemente administrados, como os antibióticos.[7,8] Já em pacientes com mielomeningocele (MMC), a alergia ao látex representa a principal causa de anafilaxia intraoperatória.

Historicamente, a alergia ao látex nasceu na Europa, e os dois primeiros casos foram publicados na Alemanha, em 1927. Desde então, vários trabalhos têm sido publicados sobre reações alérgicas mediadas por imunoglobulina E (IgE), relatando quadros de urticária e/ou angioedema, rinite, conjuntivite, asma e anafilaxia. A maior parte das reações é de curta duração, mas situações graves com envolvimento sistêmico e potencialmente fatais podem ocorrer, principalmente no decorrer de procedimentos cirúrgicos ou na realização de processos em que há exposição das mucosas a produtos que contenham látex, como: colocação de cateteres, exames ginecológicos e tratamentos dentários. Muitos dos indivíduos sensibilizados não apresentam quaisquer sintomas, apesar da diversidade que pode ocorrer, e, por isso, é muito importante fazer distinção entre sensibilização assintomática e alergia ao látex, que têm apresentações clínicas associadas.[9]

Não se sabe qual é o nível de exposição necessária para produzir sensibilização, mas acredita-se que concentrações de 0,6 ng/m^3 podem ser suficientes para desencadear sintomas em indivíduos sensibilizados.[6]

MANIFESTAÇÕES CLÍNICAS DE ALERGIA AO LÁTEX

As manifestações clínicas decorrentes da exposição ao látex dependem de fatores individuais como: via de contato, frequência e intensidade, assim como do tempo de exposição, e são consideradas bem heterogêneas (Tabela 4.1). O aparecimento das manifestações está relacionado à proteína natural do látex ou à presença de aditivos químicos (antioxidantes e estabilizadores) utilizados no processo de industrialização dos produtos que contêm látex. A proteína natural do látex desencadeia reações de hipersensibilidade tipo I. Os agentes químicos utilizados na fabricação manufatura de látex desencadeiam reações de tipo IV.[1,10] Não são descritas reações alérgicas tipos II e III para este produto.

MANIFESTAÇÕES CUTÂNEAS

Dermatite de contato não alérgica. Geralmente desencadeada por estímulos irritantes consecutivos, como lavagem frequente das mãos. Pode ser potencializada por produtos com pH alcalino. As lesões podem ser agudas ou crônicas e não têm base imunológica, podendo representar um fator de risco para sensibilização ao látex.[1]

Tabela 4.1 Intensidade das reações alérgicas.

MECANISMO ENVOLVIDO	APRESENTAÇÃO CLÍNICA	SINAIS E SINTOMAS	CAUSA	TRATAMENTO
Inespecífico	Dermatite de contato não alérgica	Descamação e ressecamento da pele	Irritação direta da pele por luvas, talco ou sabão	Evitar os irritantes e usar produtos alternativos
Reação de hipersensibilidade tipo IV	Dermatite de contato alérgica	Descamação, prurido, pápulas e fissuras na pele	Aditivos químicos usados na fabricação de produtos de borracha	Identificação do sensibilizante e uso de produtos alternativos
Reação de hipersensibilidade tipo I localizada	Urticária de contato	Lesões pruriginosas, eritematoedematosas na área de contato	Proteínas sensibilizantes encontradas no látex	Usar produtos que não contenham látex
Reação de hipersensibilidade tipo I generalizada	Asma Rinite Conjuntivite Anafilaxia	Sintomas em vias aéreas superiores e inferiores, oculares, cutâneos e generalizados	Proteínas sensibilizantes encontradas no látex	Anti-histamínicos, corticosteroides, epinefrina e protocolo para anafilaxia

Fonte: elaborada pela Dra. I. Silvia Corrêa Soares.

Dermatite de contato alérgica. Desencadeada por uma reação de hipersensibilidade tipo IV. É mediada por linfócitos e decorre da sensibilização pela pele. As reações clínicas podem caracterizar-se por eritemas e eczemas e até ulcerações com necrose. Geralmente ocorre nas mãos e nos pés e, em indivíduos sensibilizados, aparece 4 a 6 h após exposição, com pico de 24 a 48 h. Os alérgenos mais comuns para esse tipo de dermatite são os aditivos aceleradores da borracha representados pelos tiuranos, carbamatos e benzotiazóis.[1,6]

Reação de hipersensibilidade ao látex tipo I. Também denominada reação anafilática mediada por IgE, ou reação anafilática, manifesta-se quando um antígeno induz a produção de anticorpo de imunoglobulina de classe E. Apresenta-se de duas formas diferentes: a localizada (urticária de contato) e a generalizada (angioedema, rinite, conjuntivite, asma e anafilaxia). A reexposição ao antígeno desencadeia uma cascata de eventos, incluindo a liberação de histamina, ácido araquidônico, leucotrienos e prostaglandinas. Em geral, as reações se iniciam minutos após a exposição e os sintomas podem variar de urticária de contato a anafilaxia.[6,11]

ALÉRGENOS DO LÁTEX

O látex é composto por inúmeras substâncias, tais como: açúcares, proteínas, glicoesteroides e a unidade funcional da borracha, a *cis-1,4-poli-isopreno*. O teor de proteína varia de 1% a 2% do seu conteúdo total. Foram identificados mais de 240 polipeptídeos no látex natural e 25% desses peptídeos têm potencial de induzir a produção de IgE específica e, portanto, são alergênicos.[1,12]

Durante a fabricação do látex, utiliza-se amônia como conservante, a qual reduz o teor de proteína do látex por hidrólise e precipitação de proteínas, podendo desencadear o aparecimento de novos peptídeos com capacidade alergênica. Outros produtos químicos são adicionados ao látex natural antes, durante e após seu processamento, tais como: emulsionantes, estabilizantes, antioxidantes e aceleradores, tendo como produto final a borracha seca ou o concentrado de látex líquido.[13,14]

Luvas, preservativos, balões de festa, cateteres e grande diversidade de produtos são fabricados com concentrado de látex, que contém cerca de 1% de proteínas, e, após a fabricação, uma pequena parte permanece no produto final. As reações mediadas por IgE são desencadeadas por essas pequenas frações de proteínas existentes nos produtos.[13,14] Alguns produtos como mangueiras, pneus, tubos, componentes automotivos, calçados e adesivos naturalmente não desencadeiam reações mediadas por IgE, pois são fabricados com borracha seca, que tem baixo teor de proteínas e, desta forma, apresenta atividade imunogênica muito baixo. Esses produtos são obtidos após um processo de vulcanização da borracha, o qual desnaturaliza as proteínas e, em consequência, o teor de proteínas imunogênicas torna-se menor.[13,14]

Por pertencerem ao reino vegetal, os alérgenos do látex são divididos com base em sua função biológica, de acordo com o Comitê Internacional de Nomenclatura de Alérgenos da International Union of Immunological Societies (IUIS), e são representados por 14 alérgenos identificados e caracterizados, denominados Hev b1 a Hev b14[15] (Tabela 4.2).

PREVALÊNCIA E GRUPOS DE RISCO

Estima-se que a prevalência de sensibilização ao látex na população em geral seja inferior a 1%.[16] Entretanto, em grupos considerados de risco pode ser muito elevada (Tabela 4.3).[5,17,18] Crianças com MMC representam o principal grupo de risco para sensibilização ao látex. Existem outras malformações congênitas, como as urológicas e gastrintestinais, que obrigam os pacientes a serem submetidos a múltiplas, variadas e precoces intervenções cirúrgicas, que também podem representar grupo de risco.[19]

Tabela 4.2 Características dos principais alérgenos do látex.

ANTÍGENOS DO LÁTEX	DESCRIÇÃO
Hev b1 e b3[22,23,25]	Principais alérgenos na MMC
Hev b5 e b6[22,23,25]	Principais alérgenos em profissionais de saúde
Hev b2, b4, b7, b13 e b14[1,23,26,27]	Alérgenos secundários, mas relevantes em profissionais de saúde
Hev b6.01 e b7	Reações cruzadas com frutas
Hev b8, b11 e b12[1,23]	Pan-alérgenos sem reação cruzada com frutas
Hev b9 e Hevb10[1,23]	Sem representatividade clínica

MMC: mielomeningocele; Hev b: *hevea brasilensis*.
Fonte: adaptada de Cabañes et al., 2012.

Tabela 4.3 Prevalência de sensibilização ao látex em grupos de risco.

POPULAÇÃO	PREVALÊNCIA (%)	INDIVÍDUOS ESTUDADOS (N)
Crianças com espinha bífida (MMC)	39,49	385
Crianças com malformações urológicas e gastrintestinais	26,73	171
Operários de fábricas de luvas	11	81
Profissionais de saúde hospitalar	8,71	929

MMC: mielomeningocele.
Fonte: adaptada de Gaspar et al., 2012.[1]

PACIENTES PORTADORES DE MIELOMENINGOCELE

Mielomeningocele é a mais frequente das malformações decorrentes de defeito do fechamento do tubo neural. A incidência global varia de 0,1 a 10 casos para cada mil nascidos vivos e tem associação com regiões de baixo desenvolvimento socioeconômico, como mostra o mapa de defeitos congênitos publicado pela Organização Mundial da Saúde em 2003.[19,20-23] Entre os 41 países estudados, o Brasil foi citado nesse estudo como sendo o quarto país com maior incidência de MMC, com taxa de 1,139 a cada mil nascidos vivos.

Indivíduos com MMC representam o principal grupo de risco para sensibilização ao látex, com prevalências que variam de 4,3% a 73%.[5,18,21] Essa diferença de percentuais parece estar relacionada à metodologia de cada estudo, e as prevalências elevadas verificadas parecem ter relação predominante com contato precoce e frequente com produtos que contenham látex. Na maioria dos casos, a exposição se inicia nos primeiros dias de vida, com o fechamento da MMC, e continua com várias intervenções cirúrgicas e procedimentos médicos invasivos no decorrer da vida.[21]

Observa-se que os pacientes com MMC têm maior tendência a se sensibilizar aos alérgenos Hev b1 e Hev b3, presentes na face externa das luvas de látex que são utilizadas nos procedimentos cirúrgicos a que são submetidos muito precocemente, desde o nascimento.

Pode-se explicar a probabilidade aumentada de sensibilização ao látex em pacientes com transtornos neurológicos, como é o caso da MMC, pode ser explicada por uma relação entre os sistemas imunológico e nervoso.[22] Muitos autores têm procurado identificar fatores de risco para alergia ao látex nesses pacientes.

O número elevado de cirurgias (em geral, mais de oito procedimentos cirúrgicos, atualmente) é considerado o principal fator de risco.[18,23,24]

A anafilaxia perioperatória relacionada ao látex é muito alta em pacientes com MMC. Estudos relacionados à população geral apontam o látex como segundo agente responsável por anafilaxia intraoperatória, superado apenas pelos bloqueadores neuromusculares, mas em pacientes com MMC o látex é o principal agente.[8,25]

Para se fazer o diagnóstico de alergia ao látex, o paciente deve ser submetido a um questionário bem detalhado, porque pequenos detalhes podem levar a sua suspeita.[11] Existe uma recomendação da Food and Drug Administration (FDA) para que todos os pacientes sejam indagados sobre alergia ao látex, principalmente os portadores de MMC e os demais pertencentes a outros grupos de risco; além disso, alguns autores orientam a não permanência em ambientes que contenham látex para casos confirmados ou suspeitos.[22,26]

CRIANÇAS COM OUTRAS MALFORMAÇÕES SUBMETIDAS A MÚLTIPLAS CIRURGIAS

Crianças com outras malformações congênitas submetidas a várias intervenções cirúrgicas também podem representar um grupo de risco importante para sensibilização ao látex. Existem poucos estudos de prevalência nesse grupo de risco, mas alguns autores referem prevalências altas, entre 20% e 55%.[19,27]

INDIVÍDUOS COM EXPOSIÇÃO OCUPACIONAL AO LÁTEX

Indivíduos com exposição ocupacional permanente ao látex, que usam luvas rotineiramente ou que têm contato contínuo com qualquer material contendo látex são fortes candidatos a sensibilização. Outro grupo de risco é representado por profissionais da área de saúde que utilizam produtos que contenham látex, sendo a maior sensibilização relacionada aos alérgenos Hev b5 e 6.02.[28,29] Em ambientes hospitalares em que se trocam luvas com muita frequência (centro cirúrgico, unidade de terapia intensiva, centro obstétrico, setor de endoscopia e laboratório), a prevalência de sensibilização é mais elevada.

O amido aplicado à superfície das luvas como lubrificante facilita a difusão dos alérgenos, e o aumento de amido no interior das luvas propicia maior quantidade de partículas em suspensão no ar ambiente. Alguns autores têm procurado avaliar a relação entre a concentração dos alérgenos do látex no ar ambiente e o aparecimento dos sintomas alérgicos, nomeadamente respiratórios e oculares.

Operários da indústria de látex, seringueiros e responsáveis pela colheita da seiva também se encontram particularmente em risco de sensibilização, em vista do contato frequente com o produto. A prevalência de sensibilização neste grupo varia de 6% a 11%.[30]

INDIVÍDUOS ATÓPICOS

Vários autores têm referido a atopia como fator de risco para sensibilização ao látex, particularmente em indivíduos com eczema nas mãos.[31,32] Por outro lado, em indivíduos com MMC ou outras malformações congênitas, esta característica nem sempre é um fator de risco independente, embora tradicionalmente assim seja considerado.

CONFIRMAÇÃO DIAGNÓSTICA

A dosagem de IgE sérica específica (K82) é utilizada no diagnóstico de reações de hipersensibilidade imediata. Sua especificidade depende da população considerada, e a sensibilidade dos testes laboratoriais para diagnóstico de alergia ao látex é de 73% a 79%. Particularmente em pacientes sensibilizados ao pólen, que têm reatividade cruzada com látex, deve haver uma diminuição da especificidade do teste.[11]

MANEJO DE PACIENTES COM SENSIBILIDADE AO LÁTEX

Ultimamente, foram instituídas em vários países medidas preventivas que visam os grupos de risco mais afetados, o que permitiu um decréscimo na incidência desta condição. Com a introdução, no meio hospitalar, do uso de luvas sem talco e com menor conteúdo alergênico, houve redução significativa na incidência de casos observados em profissionais de saúde.[33]

Em pacientes com MMC, a exposição repetida a produtos com látex e o número de cirurgias anteriores tem potencial de aumentar muito a chance de sensibilização.[34,35] Assim, todos os pacientes com MMC ou com antecedentes de alergia ao látex devem ser atendidos em ambiente isento de látex, conforme protocolo mostrado a seguir (Tabela 4.4).

Tabela 4.4 Manejo de pacientes com sensibilização ao látex.

CUIDADOS GERAIS

- Evitar exposição a qualquer material que contenha látex
- Cirurgia no primeiro horário da manhã; identificar a sala cirúrgica
- Certificar-se de que os materiais escolhidos (luvas, sondas, equipos, seringas, máscaras de ventilação etc.) não contêm látex

PREPARO PRÉ-ANESTÉSICO

- História específica de alergia ou risco de alergia ao látex
- História familiar
- História de uso crônico de produtos que contenham látex
- História de espinha bífida ou cirurgias urológicas reconstrutivas
- Procedimentos cirúrgicos repetidos (>9)
- Alergia a frutas tropicais
- Anafilaxia intraoperatória prévia
- Profissionais das áreas de saúde e alimentação com história de atopia ou eczema nas mãos
- Testes laboratoriais

ATENTAR PARA OS EQUIPAMENTOS DE ANESTESIA E DE CIRURGIA

- Luvas
- Cânulas
- Sonda de intubação
- Máscaras
- Balões
- Ventiladores
- Circuitos ventilatórios
- Seringas
- Equipos
- Garrotes
- Aspiradores
- Sonda vesical
- Equipos de irrigação
- Drenos
- Instrumental com látex

RECOMENDAÇÕES

- Primeira cirurgia do dia ou cerca de 2 h após limpeza terminal da sala
- Não ir para a recuperação pós-anestésica
- Recuperar-se na sala
- Retornar diretamente para o leito de origem

Fonte: elaborada pela Dra. I. Silvia Corrêa Soares.

Medidas secundárias de prevenção podem ser introduzidas, mas sua eficácia parece ser limitada. Conclui-se, portanto, ser fundamental iniciar precocemente medidas de prevenção primária em indivíduos incluídos nos grupos de risco, evitando-se ou minimizando-se sua exposição a alérgenos do látex. Entre as principais medidas destacam-se: instituir o uso de luvas sintéticas ou com baixo teor proteico e sem pó lubrificante pelos profissionais de saúde. Em crianças com MMC ou outras malformações congênitas, as intervenções cirúrgicas devem ser isentas de látex desde o nascimento.

TRATAMENTO

O tratamento das reações alérgicas é descrito no Capítulo 12.

REFERÊNCIAS

1. Gaspar A, Faria E. Alergia ao látex. Rev Portug Imunoalergol. 2012; 20(3):173-92.
2. Ferreira MB. Introdução e nota histórica. Rev Portug Imunoalergol. 2005; 13(Suppl 1):5-8.
3. Condemi JJ. Allergic reactions to natural rubber latex at home, to rubber products, and to cross-reacting foods. The Journal of Allergy and Clinical Immunology. 2002; 110(2 Suppl):S107-10.
4. Niggemann B. IgE-mediated latex allergy an exciting and instructive piece of allergy history. Pediatric allergy and immunology: official publication of the European Society of Pediatric Allergy and Immunology. 2010; 21(7):997-1001.
5. Pires G, Gaspar A, Marques S. Alergia ao látex na criança. In: Rosado Pinto J, Morais-Almeida M (Eds.). A criança asmática no mundo da alergia. Euromédice; 2003. p. 459-64.
6. Lopes I. Manifestações clínicas. Rev Portug Imunoalergol. 2005; 13(5):19-22.
7. Mali S. Anaphylaxis during the perioperative period. Anesthesia, essays and researches. 2012; 6(2):124-33.
8. Faria E, Sousa N, Geraldes L et al. Anafilaxia perioperatória em Coimbra: experiência da consulta de alergia a fármacos. Rev Portug Imunoalergol. 2008; 16:73-92.
9. Gaspar A, Pires G. Alergia ao látex: sensibilização sem clínica e reactividade cruzada – que implicações? Rev Portug Imunoalergol. 2002; 10:159-62.
10. Binkley HM, Schroyer T, Catalfano J. Latex allergies: a review of recognition, evaluation, management, prevention, education, and alternative product use. Journal of Athletic Training. 2003; 38(2):133-40.

11. Carvalho F. Diagnóstico imunoalergológico. Rev Portug Imunoalergol. 2005; 13:27-30.

12. Gaspar A. Alergênios do latex: padrões de sensibilização. Rev Portug Imunoalergol. 2005; 13(1):13-7.

13. Sa AB, Mallozi MC, Sole D. Alergia ao látex: atualização. Rev Bras Alergia Imunopatol. 2010; 33(5):173-83.

14. Cabañes N, Igea JM, de la Hoz B et al. Latex allergy: Position Paper. Journal of Investigational Allergology & Clinical Immunology. 2012; 22(5):313-30.

15. World Health Organization, International Union of Immunological Societies. Allergen Nomenclatures www.allergen.org/index.php2015 [cited 02/08/2015].

16. Liss GM, Sussman GL. Latex sensitization: occupational versus general population prevalence rates. American Journal of Industrial Medicine. 1999; 35(2):196-200.

17. Turjanmaa K. Incidence of immediate allergy to latex gloves in hospital personnel. Contact dermatitis. 1987; 17(5):270-5.

18. Soares IS, Galvão CE, Carmona MJ et al. Latex sensitization in patients with myelomeningocele undergoing urological procedures: prevalence and associated factors. Canadian Journal of Anaesthesia. Journal Canadien d'Anesthesie. 2016; 63(8):983-4.

19. Sparta G, Kemper MJ, Gerber AC et al. Latex allergy in children with urological malformation and chronic renal failure. The Journal of Urology. 2004; 171(4):1647-9.

20. World Health Organization (WHO). World Atlas of Birth Deffects. Disponível em: http://www.who.int/genomics/about/en/spinabifida.pdf2003.

21. Pires G, Morais-Almeida M, Gaspar A et al. Risk factors for latex sensitization in children with spina bifida. Allergologia et immunopathologia. 2002; 30(1):5-13.

22. Fridman M, Fridman MW, Marques CC et al. Anafilaxia ao látex como fator de risco cirúrgico em pacientes portadores de mielomeningocele. Rev Bras Ortop. 1997; 32(2):164-6.

23. Mazon A, Nieto A, Estornell F et al. Factors that influence the presence of symptoms caused by latex allergy in children with spina bifida. Journal of Allergy and Clinical Immunology. 1997; 99(5):600-4.

24. Niggemann B, Buck D, Michael T et al. Latex provocation tests in patients with spina bifida: who is at risk of becoming symptomatic? The Journal of Allergy and Clinical Immunology. 1998; 102(4 Pt 1):665-70.

25. Mertes PM, Lambert M, Gueant-Rodriguez RM et al. Perioperative anaphylaxis. Immunology and allergy clinics of North America. 2009; 29(3):429-51.

26. Fernandes AC, Bitu SOB, Violante Jr. FH. Alergia ao látex em pacientes portadores de mielomeningocele. Rev Bras Ortop. 2006; 41(6):217-20.

27. Degenhardt P, Golla S, Wahn F et al. Latex allergy in pediatric surgery is dependent on repeated operations in the first year of life. Journal of Pediatric Surgery. 2001; 36(10):1535-9.

28. Peixinho CM, Tavares-Ratado P, Gabriel MF et al. Different in vivo reactivity profile in health care workers and patients with spina bifida to internal and external latex glove surface-derived allergen extracts. British Journal of Dermatology. 2012; 166(3):518-24.

29. Fernandes AC, Ramos ACR, Casalis MEP (Eds.). AACD medicina de reabilitação: princípios e prática. Rio de Janeiro: Artes Médicas; 2007.

30. Tarlo SM, Wong L, Roos J et al. Occupational asthma caused by latex in a surgical glove manufacturing plant. Journal of Allergy and Clinical Immunology. 1990; 85(3):626-31.

31. Blumchen K, Bayer P, Buck D et al. Effects of latex avoidance on latex sensitization, atopy and allergic diseases in patients with spina bifida. Allergy. 2010; 65(12):1585-93.

32. Gaspar A, Faria E. Alergenios do látex: padrões de sensibilização. Rev Portug Imunoalergol. 2012; 20(3):173-92.

33. Allmers H, Schmengler J, John SM. Decreasing incidence of occupational contact urticaria caused by natural rubber latex allergy in German health care workers. The Journal of Allergy and Clinical Immunology. 2004; 114(2):347-51.

34. Ausili E, Tabacco F, Focarelli B et al. Prevalence of latex allergy in spina bifida: genetic and environmental risk factors. European Review for Medical and Pharmacological Sciences. 2007; 11(3):149-53.

35. Mazon A, Nieto A, Pamies R et al. Influence of the type of operations on the development of latex sensitization in children with myelomeningocele. J Pediatr Surg. 2005; 40(4):688-92.

CAPÍTULO 5

Analgésicos e anti-inflamatórios

Hermann dos Santos Fernandes
Shirley Andrade Santos

INTRODUÇÃO

Os anti-inflamatórios não esteroides (AINE) são medicamentos ampla-mente utilizados. No âmbito das reações adversas a fármacos (RAF), compõem a segunda causa de reações cutâneas, superados apenas pelos antimicrobianos. Na maioria das vezes desencadeiam reações não alérgicas.[1]

A ciclo-oxigenase (COX), enzima responsável pela produção de prosta-glandinas (PG) a partir do ácido araquidônico, apresenta-se em uma forma indu-zida (COX-2) e uma isoforma diferente, constitutiva (COX-1). A COX-2 é indetec-tável nos tecidos em condições fisiológicas, mas sua expressão aumenta em até 80 vezes durante inflamação ou estímulo mitogênico. O estímulo a COX-1 regu-la processos fisiológicos normais e é responsável pela síntese de PG. O maior benefício dos inibidores seletivos de COX-2 é um perfil favorável em efeitos colaterais, sem perda da atividade anti-inflamatória.

A exposição ao ácido acetilsalicílico (AAS) e aos AINE é bem tolerada pela maioria dos indivíduos. Alguns desenvolvem efeitos adversos que incluem reações alérgicas e pseudoalérgicas. Reações cruzadas respiratórias (rinoconjuntivite e asma) e reações cruzadas cutâneas (urticária ou angioedema) estão relacionadas ao efeito comum de inibição da COX por AAS e pelos AINE. As outras reações são específicas para cada fármaco e independem do efeito de inibição da COX, incluindo urticária e/ou angioedema, anafilaxia, meningite asséptica e pneumonite de hipersensibilidade secundária. Essas reações são causadas por AAS ou um AINE específico.

A inibição da COX por esses agentes parece ser responsável pelo desequilíbrio dos metabólitos do ácido araquidônico, com aumento dos produtos derivados da lipo-oxigenase, os leucotrienos, com propriedades broncoconstritoras e pró-inflamatórias.[1]

Reações cutâneas induzidas por AAS e outros AINE ocorrem na população geral em prevalência de 0,3% a 0,5%, e cerca de 30% dos pacientes com urticária crônica apresentam exacerbação da urticária após uso de AINE. Com base apenas na história do paciente, a incidência de asma induzida por aspirina (AIA) em adultos asmáticos é de 3% a 5%, mas este percentual dobra ou triplica quando os pacientes adultos asmáticos são submetidos à prova de provocação com AAS.[2]

A intolerância aos AINE em asmáticos pré-escolares é rara apesar de seu uso comum, e sua frequência parece aumentar paralelamente com a prevalência da doença atópica. Portanto, história pessoal de atopia e idade média acima de 8 anos representam fatores de risco para o desenvolvimento de reações a esses fármacos.[3]

Pacientes submetidos a anestesia geral e procedimento cirúrgico experimentam mudanças fisiológicas complexas. O reconhecimento de reação alérgica durante o procedimento anestésico é potencialmente complicado por hipotensão provocada por anestésicos intravenosos ou inalatórios, bloqueio simpático associado a anestesia espinhal ou epidural, incapacidade do paciente anestesiado de se comunicar. Além disso, ausência de sintomas iniciais, como prurido e cobertura do paciente pelos campos cirúrgicos, pode obscurecer a detecção de sinais cutâneos. Com o advento da analgesia multimodal, esse grupo de fármacos passou a ser frequentemente utilizado em medicina perioperatória e, por isso, tornou-se um dos principais responsáveis por RAF nesses procedimentos.[4]

TIPOS DE REAÇÕES CAUSADAS POR AINE[5]

Asma induzida por aspirina

A AIA é uma doença inflamatória das vias aéreas, adquirida, contínua e agressiva, associada a exacerbação de asma e rinite após ingestão de AAS e da maioria dos AINE. Uma vez desenvolvida, a AIA permanecerá por toda a vida, mas tem sido descrito o desaparecimento esporádico da sensibilidade.

A AIA inicia-se com rinite persistente, em média aos 30 anos de idade, seguida de asma, sensibilidade à aspirina, hiposmia ou anosmia e polipose nasal, podendo estar associada a sinusite recorrente e posteriormente crônica. A asma e a sensibilidade à aspirina manifestam-se, em média, um a cinco anos após início de rinite, e aquela pode estar presente previamente desde a infância (em geral, mediada por IgE). Após ingestão de AAS ou outro AINE, geralmente ocorre uma crise aguda de asma em 30 a 60 min, podendo ocorrer em 3 h, usualmente acompanhada de rinorreia profusa, congestão conjuntival, e, às vezes, edema periorbital, dor abdominal e, com menos frequência, urticária. Supondo-se que as doses dos AAS ou dos AINE estejam em níveis terapêuticos, a reatividade cruzada entre os AINE inibidores da COX-1 é de 100%.

Deve-se suspeitar de AIA nas seguintes situações:

- História de crise aguda de asma associada à ingestão de AAS ou outro AINE.
- Rinite crônica e intratável com predomínio de obstrução e rinorreia aquosa, particularmente em paciente não atópico.
- Polipose nasal.
- Pan-sinusite.
- Crise de asma grave sem causa aparente implicando hospitalização em unidade de terapia intensiva (UTI).

Reações cutâneas

Após os antimicrobianos, os AINE são as principais causas de reações cutâneas a medicamentos. Estas reações podem incluir urticária, angioedema, eritema multiforme, eritema nodoso, erupções maculopapulares, reações de fotossensibilidade, eritema pigmentar fixo, vasculite leucocitoclástica bolhosa, síndrome de Stevens-Johnson, necrólise epidérmica tóxica (NET).

Urticária e angioedema

Urticária e angioedema induzidos por AINE único

Após prévia sensibilização por AAS ou por um AINE específico, indivíduos saudáveis podem desenvolver urticária e/ou angioedema em reexposição ao mesmo medicamento. Nesse tipo de reação não ocorre reação cruzada entre AAS e

AINE; as reações provavelmente são mediadas por mecanismo imunológico e a atopia parece ser um fator de risco. Foi descrita urticária de hipersensibilidade isolada por derivados pirazolona (dipirona), paracetamol, AAS, cetorolaco, celecoxibe e nimesulida.[6]

Urticária induzida por AAS e AINE com reatividade cruzada em indivíduos normais

O desenvolvimento de urticária e angioedema após tratamento com os diferentes AINE inibidores da COX-1 em indivíduos sem história de urticária crônica não é usual. Sensibilidade aos AINE pode preceder em anos o início de uma urticária crônica; portanto, indivíduos que apresentem reação a vários AINE e urticária induzida por AAS parecem estar sob alto risco de desenvolver urticária crônica.

Urticária e angioedema induzidos por AINE em pacientes com urticária crônica

Cerca de 30% dos pacientes com urticária crônica apresentam exacerbação da urticária com AINE. Muitos pacientes com urticária crônica relatam que tiveram o primeiro episódio de urticária após o uso de um AINE, o qual funcionou como "gatilho" da urticária crônica. A urticária pode ocorrer em 15 min a 24 h, em média 2 a 4 h, após a dose terapêutica do AAS ou AINE. A maioria dos casos melhora em um ou dois dias, mas a urticária pode persistir por uma a duas semanas após a ingestão. O desencadeamento da urticária em pacientes com urticária crônica depende da potência e da dosagem do AAS ou AINE, e é mais intensa quando a urticária crônica está em atividade. A maioria (92%) dos pacientes sob suspeita, com base na história, de ter urticária sensível ao AAS teve prova de provocação com AAS positiva, o que reforça a importância da história clínica para estabelecimento do diagnóstico.

Eritema pigmentar fixo

Eritema pigmentar fixo (EPF), ou erupção fixa a medicamento, é uma reação a fármaco que caracteristicamente recorre na mesma região cutânea ou mucosa. Caracteriza-se por lesão eritematosa bem delimitada única ou lesões em pequeno número. Essas lesões acometem preferencialmente os membros, região sacral, genitália e face. Embora a reação inflamatória aguda se resolva prontamente com suspensão do uso do fármaco desencadeante, permanece uma hiperpigmentação residual no local.

AINE estão entre as causas mais comuns de EPF e foram descritos casos provocados por AAS, diflunisal, diclofenaco sódico, indometacina, ácido mefenâmico, paracetamol, ibuprofeno, naproxeno, pirazolona, nimesulida, rofecoxibe, piroxicam.

O EPF induzido por piroxicam apresenta reação cruzada com tenoxicam, o que não ocorre na reação de fotossensibilidade, pois no EPF o fotoproduto do piroxicam antigênico, estruturalmente análogo ao ácido tiossalicílico, parece não ser importante. Há possibilidade, ainda que com menor probabilidade, de extensão dessa reação cruzada a outras oxicans, como o meloxicam.

Reações de fotossensibilidade

Os AINE podem induzir reações fotoalérgicas ou fototóxicas; os que mais provocam esse tipo de reação são os AINE do grupo do ácido enólico (oxicans e pirazolonas). Para que ocorram reações fotoalérgicas, é necessária sensibilização prévia do paciente ao AINE, com o consequente desencadeamento de hipersensibilidade tardia específica. As reações fototóxicas não requerem sensibilização prévia do paciente, sendo sugestivas em reações após primeiro uso do AINE.

A aplicação tópica dos AINE derivados dos ácidos propiônicos pode induzir dermatite de contato fotoalérgica. Há relatos de fototoxicidade induzida por ibuprofeno e dermatite de contato fotoalérgica induzida por cetoprofeno.

O piroxicam pode induzir fotoalergia através de um fotoproduto, antigênico e estruturalmente análogo ao ácido tiossalicílico presente na fórmula do timerosal. Não há evidência de reação cruzada entre o piroxicam e o tenoxicam, pois esse fotoproduto não se forma após irradiação do tenoxicam; portanto, os pacientes com fotossensibilidade ao piroxicam podem utilizar tenoxicam.

Dermatite de contato

A dermatite de contato por AINE pode ser desencadeada por via tópica ou sistêmica. A via tópica dos AINE é uma forma de apresentação relativamente recente; por isso, a sensibilização tópica a estes AINE ainda é pouco prevalente, mas tende a aumentar com os lançamentos de novas formulações de uso tópico pela indústria farmacêutica. Há relatos de casos de dermatite de contato sistêmica induzida por valdecoxibe, confirmada por teste de contato, e foi demonstrada reatividade cruzada com celecoxibe pelo teste de contato, mas não com o rofecoxibe. Foi relatada a ocorrência de dermatite de contato por uso tópico de diclofenaco e de cetoprofeno.

Eritema multiforme, síndrome de Stevens-Johnson e NET

Dentre as reações graves mais comuns que afetam a pele e as mucosas, estão a síndrome de Stevens-Johnson e a NET, as quais fazem parte das síndromes febris mucocutâneas que, em 1/3 dos casos, são atribuídas a processos infecciosos e, em 2/3, a fármacos. Foi relatada a ocorrência de eritema multiforme por celecoxibe com reação cruzada a glibenclamida, síndrome de Stevens-Johnson por celecoxibe, NET por valdecoxibe em um paciente alérgico a sulfa, e NET por celecoxibe.

Reações sistêmicas

Anafilaxia e anafilaxia não alérgica induzidas por AINE

Caracteristicamente ocorrem por AINE único, e a reatividade cruzada com uma classe inteira de inibidor da COX é rara. Isto sugere a possibilidade de reação mediada por IgE, mas não foi demonstrada IgE específica ao AAS ou a outro AINE. Os derivados pirazolônicos são os mais comumente envolvidos. Há relato de outras classes de AINE desencadeadoras de anafilaxia não alérgica, como paracetamol, piroxicam, diclofenaco, indometacina, sulindaco, naproxeno e ibuprofeno, entre outras. A prevalência é desconhecida. Mais da metade das anafilaxias induzidas por fármacos é atribuída a AINE. Como tratamento, deve-se evitar a ingestão do AINE envolvido e daqueles estruturalmente relacionados. Realizar prova de provocação oral com AINE de outra classe estrutural é uma estratégia para liberar uma alternativa segura.

Outras manifestações clínicas

A meningite asséptica por AINE específico é rara; constitui diagnóstico de exclusão e deve-se descartar meningite infecciosa e autoimune. Há relato de meningite asséptica por ibuprofeno, sulindaco, tolmetina e naproxeno. Reatividade cruzada entre os AINE não ocorre e não há relato de caso provocado por AAS. Pneumonite de hipersensibilidade por AINE único é rara e há relato de caso provocado por naproxeno. Não há relato de caso de pneumonite de hipersensibilidade por AAS nem por reação cruzada entre os AINE. Foram relatadas outras manifestações clínicas de reações adversas aos AINE, como vasculite fatal por celecoxibe, síndrome semelhante a lúpus por celecoxibe, pustulose exantemática generalizada aguda (AGEP) por nimesulida, dermatose bolhosa linear por IgA por ibuprofeno, erupção liquenoide a fármaco por salsalate, crise convulsiva tônico-clônica generalizada por diclofenaco.

REFERÊNCIAS

1. Rosário NA, Ribeiro AC. Achados clínicos da sensibilidade a analgésicos e anti-inflamatórios não-hormonais. Rev Bras Alerg Imunopatol. 2009; 32(8):27-34.
2. Rebelo Gomes E, Geraldes L, Gaspar A et al. Hypersensitivity reactions to nonsteroidal anti-inflammatory drugs among adults: clinical features and risk factors for diagnosis confirmation. Int Arch Allergy Immunol. 2016; 171:269-75.
3. Varalda DB, Motta AA. Reações adversas aos anti-inflamatórios não esteroidais. Rev Bras Alerg Imunopatol. 2009; 32(8):27-34.
4. Levy JH, Ledford DK. Perioperative anaphylaxis: clinical manifestations, etiology, and management. In: UpToDate, Post TW (Ed.). UpToDate, Waltham MA. [Acesso em: 09/02/2017.]
5. Simon RA. NSAIDs (including aspirin): allergic and pseudoallergic reactions. In: UpToDate, Post TW (Ed.). UpToDate, Waltham, MA. [Acesso em: 09/02/2017.]
6. Ariza A, García-Martín E, Salas M et al. Pyrazolones metabolites are relevant for identifying selective anaphylaxis to metamizole. Scientific Reports. 2016; 6:238-45.

CAPÍTULO 6

Cristaloides e coloides

Eduardo Motoyama de Almeida
Daniel Javaroni Machado Fonseca

INTRODUÇÃO

A reposição volêmica em procedimentos anestésico-cirúrgicos é pilar imprescindível para a condução adequada da anestesia. Para manutenção da homeostase é necessária a administração de soluções, abrangendo desde a simples reposição de perdas insensíveis, administração de eletrólitos ou medicamentos até a compensação de perdas de sangue decorrentes de traumatismo ou cirurgia. Por ser essa necessidade absoluta em qualquer técnica anestésica, é importante conhecer os tipos de soluções disponíveis para esse fim, assim como seu potencial alergênico.

De modo geral, podemos dividir as soluções de reposição em três categorias: cristaloides não balanceados, cristaloides balanceados e coloides.[1] Em cada categoria existem soluções específicas; as mais comuns são descritas a seguir.

CRISTALOIDES NÃO BALANCEADOS

Foram os primeiros líquidos utilizados para reposição volêmica. Trata-se de soluções compostas por pequenas moléculas solúveis em água que podem facilmente se difundir por uma membrana semipermeável.

- **Soro glicosado a 5% (SG5%)**: solução aquosa com glicose apenas, apresenta osmolaridade de 278 mOsm/ℓ. Usada como solução de manutenção em estados de jejum para evitar desidratação e hipoglicemia.
- **Soro fisiológico a 0,9% (SF0,9%)**: solução aquosa com cloreto de sódio (Na$^+$ 154 mEq/ℓ e Cl$^-$ 154 mEq/ℓ), apresenta osmolaridade de 308 mOsm/ℓ. Provavelmente a solução mais usada em reposição volêmica, devido ao seu baixo custo. Apesar de iso-osmolar em relação ao plasma, possui alta concentração de cloreto, levando a acidose metabólica hiperclorêmica quando administrado em grande quantidade.

CRISTALOIDES BALANCEADOS

Soluções cristaloides balanceadas são aquelas que possuem em sua composição eletrólitos e ácidos orgânicos em concentrações aproximadas às encontradas no plasma. Dois exemplos de soluções cristaloides mais utilizadas no cenário brasileiro são:

- **Ringer com Lactato (RL)**: solução aquosa com eletrólitos e lactato, contém Na$^+$ (130 mEq/ℓ), K$^+$ (4 mEq/ℓ), Cl$^-$ (109 mEq/ℓ), Ca2$^+$ (3 mEq/ℓ), lactato (28 mEq/ℓ) e apresenta osmolaridade de 274 mOsm/ℓ. Levemente hipo-osmolar em relação ao plasma.
- **Plasma-Lyte A pH 7,4**: solução aquosa com eletrólitos, acetato e gluconato, contém Na$^+$ (140 mEq/ℓ), K$^+$ (5 mEq/ℓ), Cl$^-$ (98 mEq/ℓ), Mg2$^+$ (3 mEq/ℓ), acetato (27 mEq/ℓ), gluconato (23 mEq/ℓ) e apresenta osmolaridade de 294 mOsm/ℓ. Iso-osmolar em relação ao plasma.

COLOIDES

Soluções coloides são aquelas que apresentam em sua composição macromoléculas derivadas de proteínas ou carboidratos. Essas macromoléculas permanecem mais tempo no espaço intravascular, tornando a expansão plasmática, em tese, mais eficaz e duradoura. Com exceção da albumina, todas essas substâncias são sintéticas.

Dextrana. Solução aquosa com polímeros de glicose de alto peso molecular. É biossintetizada por meio da conversão de sacarose em dextrose por hidrólise ácida. Há dois tipos comercialmente disponíveis: Dextran® 40 a 10% (40 kDa) e Dextran® 70 a 6% (70 kDa). Na prática clínica atual, raramente são utilizadas para reposição volêmica.

Gelatina. Solução aquosa com macromoléculas derivadas da hidrólise de colágeno bovino. Existem três tipos principais: gelatina succinilada a 4% (peso molecular: 30 kDa; osmolaridade: 274 mOsm/ℓ), gelatina com pontes de ureia a 3,5% (peso molecular: 35 kDa; osmolaridade: 301 mOsm/ℓ) e oxipoligelatina a 5,5% (peso molecular: 30 kDa; osmolaridade: 296 mOsm/ℓ). Também são raramente usadas com propósito de expansão plasmática.

Hidroxietilamido (HES). Solução aquosa com macromoléculas derivadas da amilopectina encontrada na batata e no milho. Os HES se caracterizam por seu grau de substituição, pela razão molar de substituição, pela razão entre C2 e C6 (grupos hidroxi-etil nos carbonos 2 e 6), por seu peso molecular médio e sua concentração. Os mais comumente utilizados são HES 70/0,5 e HES 130/0,4. Atualmente, questiona-se seu uso, após resultados controversos de estudos.

Albumina. Solução aquosa composta por proteína plasmática natural purificada a partir do plasma humano, por cromatografia ou fracionamento por resfriamento. Encontrada nas concentrações de 5%, 20% e 25%. Usada com mais frequência em casos de insuficiência hepática fulminante e para reposição após paracentese abdominal por ascite.

POTENCIAL ALERGÊNICO DAS SOLUÇÕES DE REPOSIÇÃO

Cristaloides não balanceados. Soluções cristaloides não balanceadas são consideradas incapazes de desencadear reações alérgicas devido à sua composição com elementos familiares ao nosso organismo. Existem na literatura apenas dois casos anedóticos de reações alérgicas ao soro fisiológico.[2]

Cristaloides balanceados. Soluções cristaloides balanceadas são consideradas seguras do ponto de vista de reações alérgicas. Em revisão recente, não há menção a efeitos alérgicos relacionados a essas soluções.[3]

Coloides. Soluções coloides são responsáveis por cerca de 4% de todas as reações alérgicas perioperatórias,[4] provavelmente devido à sua composição com elementos distintos daqueles encontrados naturalmente em nosso organismo. Como cada solução coloide possui um tipo característico de molécula, o risco estimado de reações alérgicas é diferente, a depender da solução considerada, como apresentado a seguir:

- **Dextranas**: a incidência estimada de reações alérgicas a essas soluções é de 0,273%, sendo maior com a utilização da preparação de 70 kDa do que com a de 40 kDa.[5]

- **Gelatinas:** quando comparadas às soluções cristaloides ou à albumina, as gelatinas são as substâncias com pior desempenho quanto à segurança. Sua utilização implica um risco relativo 3 vezes maior de anafilaxia.[6] De modo geral, a reação se inicia 15 a 30 min após sua administração.[7]
- **Hidroxietilamidos (HES):** entre as soluções sintéticas, os HES apresentam o maior perfil de segurança em relação a reações alérgicas. A incidência estimada de reações graves, com risco à vida, é de 0,006%.[8]
- **Albuminas:** apesar de natural no organismo humano, o processo de purificação da albumina torna essa solução capaz de desencadear reações alérgicas, a uma frequência estimada de 0,099%.[9]

CONSIDERAÇÕES FINAIS

Com exceção dos cristaloides, nenhuma solução de reposição volêmica é isenta de riscos ou de causar reação alérgica grave. Um banco de dados da França, que registra reações alérgicas durante o procedimento anestésico e coleta informações desde 1985, dispõe de uma série de casos com 2.516 pacientes, e talvez seja, na literatura, a fonte mais relevante quanto à causa de reações alérgicas. A Tabela 6.1 é uma adaptação dos resultados de um estudo realizado na França, mostrando os percentuais de relações alérgicas atribuídas a diferentes agentes causais.[10,11]

Tabela 6.1 Substâncias responsáveis por anafilaxia durante o procedimento anestésico, na França.

AGENTE CAUSAL	1984 a 1989 (N=821), %	1990 a 1991 (N=813), %	1992 a 1994 (N=1030), %	1994 a 1996 (N=734), %	1997 a 1998 (N=486), %	1999 a 2000 (N=518), %
BNM	81,0	70,2	59,2	61,6	69,2	58,2
Látex	0,5	12,5	19,0	16,6	12,1	16,7
Hipnóticos	11,0	5,6	8,0	5,1	3,7	3,4
Opioides	3,0	1,7	3,5	2,7	1,4	1,3
Coloides	0,5	4,6	5,0	3,1	2,7	4,0
Antibióticos	2,0	2,6	3,1	8,3	8,0	15,1
Outros	2,0	2,8	2,2	2,6	2,9	1,3
Total	**100**	**100**	**100**	**100**	**100**	**100**

Resultado de seis estudos consecutivos.

n: número de substâncias responsáveis; BNM: bloqueadores neuromusculares.

Fonte: adaptada de Mertes et al., 2003;[10] 2011.[11]

Assim, com o objetivo de se evitar um desfecho desfavorável, o reconhecimento precoce e o manejo otimizado das reações alérgicas são de extrema importância. Após a correta identificação e o manejo adequado, compete ao anestesista, juntamente com outro especialista, o alergista, dar início à investigação diagnóstica. Dessa maneira, somente com uma atenção redobrada na investigação e na notificação desses eventos alérgicos pode-se oferecer aos pacientes um ambiente seguro para a realização de procedimentos anestésico-cirúrgicos.

REFERÊNCIAS

1. Varrier M, Ostermann M. Fluid composition and clinical effects. Crit Care Clin. 2015; 31:823-37.
2. Ay D, Aktas C, Sarikaya S et al. An unnusual cause of allergy: case report of normal saline solution allergy. Am J Emerg Med. 2009; 27:130e1-2.
3. Pfortmueller CA, Fleischmann E. Acetate-buffered crystalloid fluids: current knowledge, a systematic review. J Crit Car. 2016; 35:96-104.
4. Kannan JA, Bernenstein JA. Perioperative anaphylaxis. Diagnosis, evaluation, and management. Immunol Allergy Clin N Am. 2015; 35:321-34.
5. Niemi TT, Miyashita R, Yamakage M. Colloid solutions: a clinical update. J Anesth. 2010; 24:913-25.
6. Moeller C, Fleichmann C, Thomas-Ruessell D et al. How safe is gelatin? A systematic review and meta-analysis of gelatin-containing plasma expanders vs crystalloids and albumin. J Crit Care. 2016; 35:75-83.
7. Ewan PW, Dugué P, Mirakian R et al. BSACI guidelines for the investigation of suspected anaphylaxis during general anesthesia. Clin Exp Allergy. 2010; 40:15-31.
8. Hall BA, Frigas E, Matesic D et al. Case report: intraoperative anaphylactoid reaction and hydroxyethyl starch in balanced electrolyte solution (Hextend®). Can J Anesth. 2006; 53(10):989-93.
9. Fujita A, Kitayama M, Hirota K. Anaphylactoid shock in a patient following 5% human serum albumin infusion during off-pump coronary artery bypass grafting. J Anesth. 2007; 21:396-8.
10. Mertes PM, Laxenaire MC, Alla F. Anaphylactic and anaphylactoid reactions occurring during anesthesia in France in 1999-2000. Anesthesiology. 2003; 99:536-45.
11. Mertes PM, Alla F, Tréchot P et al. Anaphylaxis during anesthesia in France: An 8-year national survey. J Allergy Clin Immunol. 2011; 128(2):366-73.

CAPÍTULO 7

Hemoderivados

Thatiana Moreno Horta Chesney

INTRODUÇÃO

As reações alérgicas decorrentes da infusão de sangue total ou de componentes do sangue são as mais frequentes complicações causadas por transfusões de sangue e ocorrem em 1% a 2% das transfusões.[1] Para manejo clínico correto dessas reações é de extrema importância a realização do diagnóstico diferencial entre reações transfusionais e de possíveis desencadeadores de reações alérgicas no ambiente hospitalar.

RECONHECIMENTO E DIAGNÓSTICO DIFERENCIAL DAS REAÇÕES TRANSFUSIONAIS CAUSADAS PELA ADMINISTRAÇÃO DE HEMOCOMPONENTES

Antes da administração de hemocomponentes, deve-se identificar corretamente o paciente que receberá a transfusão e conferir, com a etiqueta do paciente, os seguintes dados na bolsa cujo conteúdo será transfundido: número da bolsa, tipo sanguíneo, hemocomponente e validade do conteúdo da bolsa.[2]

Os sinais vitais do receptor (temperatura, frequência cardíaca, pressão arterial) devem ser verificados 10 min antes do início, 10 min após a instalação da bolsa e ao final da transfusão.[2] Em transfusões realizadas no intraoperatório, o horário da instalação de cada bolsa deve ser cuidadosamente anotado na ficha de anestesia. Em cirurgias de grande porte que envolvam transfusão maciça, é importante observar o intervalo de tempo entre as alterações dos sinais vitais e o início da transfusão do conteúdo de cada bolsa. Nesses casos, o próprio contexto cirúrgico cursa com grandes oscilações volêmicas, reações inflamatórias e instabilidade hemodinâmica, com consequentes alterações nos sinais vitais.

As reações mais comuns são a febril não hemolítica e a urticariforme, que são mais frequentes em pacientes que recebem várias transfusões. Em geral, as reações urticariforme e anafilática não se manifestam com hipertermia, ao contrário das demais, que cursam com febre alta.[1] Pode haver associação de duas reações em um único episódio de transfusão, sendo mais comum a associação de reação febril não hemolítica e reação urticariforme. A Tabela 7.1 traz as principais características das reações transfusionais para orientar o diagnóstico e a conduta.

REAÇÃO URTICARIFORME

Reação imediata à transfusão, que pode cursar com manifestações cutâneas como pápulas e placas eritematosas, *rash (erupção cutânea)* e prurido. Também pode haver envolvimento das vias aéreas superiores e inferiores, com ocorrência de edema de laringe e broncospasmo.[3-5]

De acordo com o Centers for Disease Control and Prevention (CDC), o diagnóstico de reação urticariforme pode ser considerado *definitivo* ou *provável*.

Diagnóstico definitivo. Quando dois ou mais dos sintomas listados a seguir estiverem presentes durante a transfusão ou até 4 h após o seu término:[6]

- Edema conjuntival.
- Edema de lábios, língua e úvula.
- Eritema e edema periorbital.
- Eritema generalizado.
- Hipotensão.
- Angioedema localizado.
- *Rash* maculopapular.

Tabela 7.1 Diagnóstico diferencial das reações transfusionais.

REAÇÕES TRANSFUSIONAIS	SINAIS/SINTOMAS	ALTERAÇÕES LABORATORIAIS/EXAMES
Reação hemolítica aguda	Calafrios intensos, febre, cefaleia, sangramento, hipotensão, taquicardia, hematúria, oligúria, náuseas, vômitos	Aumento de DHL e bilirrubinas, diminuição da haptoglobina, hemoglobinúria. Em casos de coagulação intravascular disseminada, há diminuição nos níveis de fibrinogênio, plaquetas e alargamento do coagulograma
Reação febril não hemolítica	Febre, calafrio	Não há sinais de hemólise
Lesão pulmonar aguda relacionada a transfusão (TRALI, *transfusion-related acute lung injury*)	Dispneia, cianose; ausculta pulmonar é normal	Radiografia mostrando edema pulmonar, diminuição da PaO_2/FiO_2
Sobrecarga volêmica	Tosse com expectoração espumante e rosada, cianose, diminuição da PaO_2/FiO_2, ingurgitamento das jugulares, aumento da PVC	Radiografia mostrando sinais de congestão, diminuição da PaO_2/FiO_2
Contaminação bacteriana	Febre alta, calafrio, hipotensão, choque, náuseas e vômitos	Cultura do material transfundido da bolsa e hemocultura do receptor

FiO_2: fração inspirada de oxigênio; PaO_2: pressão arterial de oxigênio; PVC: pressão venosa central.
Fonte: adaptada de Davenport, 2011.[3]

- Prurido.
- Desconforto respiratório, broncospasmo.
- Urticária.

Diagnóstico provável. Quando um dos sintomas listados a seguir ocorrer durante a transfusão ou até 4 h após o seu fim:

- Edema conjuntival.
- Edema de lábios, língua e úvula.
- Eritema e edema periorbital.
- Angioedema localizado.
- *Rash* (erupção cutânea) maculopapular.
- Prurido.
- Urticária.

Acredita-se que as reações urticariformes ocorram devido à liberação de histamina decorrente da interação de antígeno com anticorpo envolvendo anticorpos presentes no receptor contra antígenos do doador, ou via anticorpos passivamente transferidos do doador contra antígenos do receptor.[4] Outros mecanismos aos quais essas reações são atribuídas incluem infusão de substâncias vasoativas como C3a e C5a, histamina; e substâncias ativadoras de mastócitos, como os leucotrienos.[3] Todos os componentes podem causar reações urticariformes; contudo, os componentes plasmáticos (p. ex., concentrados de plaquetas, crioprecipitado e plasma fresco congelado) são os agentes mais prováveis.[1]

Tratamento

Em caso de suspeita de qualquer reação transfusional, deve-se interromper a transfusão, manter o acesso venoso e realizar exame físico minucioso (atenção especial a sinais vitais, ausculta cardíaca e pulmonar além de inspeção da pele) e coleta de amostras para exames laboratoriais com os objetivos de caracterizar a reação e estabelecer diagnóstico diferencial, conforme Tabela 7.1.[1,5]

Após caracterização da reação, o tratamento baseia-se em medicar com anti-histamínicos como difenidramina (3 a 5 mg/kg/dia) e hidrocortisona 100 mg intravenoso. Quando houver comprometimento do sistema respiratório, podem ser necessárias outras medidas, como administração de epinefrina e intubação orotraqueal. [1,3,4] Em casos de reações urticariformes sem acometimento das vias aéreas, o conteúdo da mesma bolsa pode voltar a ser infundido após melhora dos sintomas, desde que seja respeitado o limite de tempo de 4 h desde a sua instalação.[3]

Prevenção

Pacientes com antecedente de reações urticariformes prévias a hemocomponentes devem ser pré-medicados antes de novas transfusões com difenidramina (25 a 50 mg por via oral ou venosa) e/ou corticosteroide (hidrocortisona 100 mg ou metilprednisolona 125 mg). Pacientes com antecedente de duas ou mais reações urticariformes a transfusões, verificadas com qualquer hemocomponente, podem se beneficiar da administração de componentes depletados de plasma.[1,3]

REAÇÃO ANAFILÁTICA

Reações anafiláticas são raras, e sua incidência varia de 1/20.000 a 1/47.000 transfusões.[5] Além dos sintomas característicos das reações urticariformes, as reações anafiláticas ou anafilactoides podem manifestar-se com instabilidade cardiovascular, incluindo hipotensão, taquicardia, perda de consciência, arritmia e parada cardíaca. O envolvimento respiratório pode ser mais pronunciado do que nos quadros urticariformes.[3]

As reações anafiláticas às transfusões são mais comumente observadas em pacientes com deficiência grave de imunuglobulina A (IgA) e de haptoglobina. Esses pacientes podem ser portadores de anticorpos contra essas proteínas (IgG e IgE anti-IgA e anti-haptoglobina, respectivamente) e, quando expostos a plasma que contenha esses elementos, apresentam reações anafiláticas graves.[1,3]

Uma vez confirmado o diagnóstico de reação anafilática, deve-se interromper a transfusão e adotar medidas clínicas e medicamentosas utilizadas em quadros de anafilaxia desencadeada por outras substâncias.

PREVENÇÃO

Pacientes que apresentem choque anafilático após transfusão de sangue devem ter seus níveis de IgA e haptoglobina dosados e devem ser encaminhados ao setor de hematologia. Em pacientes com deficiência de IgA confirmada, podem-se prevenir as reações através do uso de concentrados de hemácias e de plaquetas lavados de modo a remover o IgA plasmático, ou por meio de hemocomponentes de doadores portadores de deficiência de IgA.[1-3]

REFERÊNCIAS

1. Nukui Y. Complicações imunológicas das transfusões. In: Chamone DAF. Manual de transfusão sanguínea. São Paulo: Roca; 2001. p. 203-24.
2. Hospital das Clínicas da Faculdade de Medicina da Universidade de São Paulo. Padronização para utilização de sangue e hemocomponentes no Hospital das Clínicas da Faculdade de Medicina da Universisade de São Paulo. Disponível em: http://hc.fm.usp.br/index.php?option=com_content&view=artic le&id=63:intranet&catid=19&Itemid=213<.
3. Davenport RD. Management of transfusion reactions. In: Mintz PD. Transfusion therapy: clinical principles and practice. 3. ed. Bethesda: American Association of Blood Banks Press; 2011. p. 757-64.
4. Choate JD, Maitta RW, Tormey CA et al. Transfusion reactions to blood and cell therapy products. In: Hoffman R, Benz Jr. EJ, Silberstein LE et al. Hematology: basic principles and practice. 6. ed. Philadelphia: Saunders; 2013; 1727-32.

5. McCullough JJ. Complications of transfusion. In: McCullough JJ. Transfusion medicine. 4. ed. Chichester: John Wiley & Sons; 2017. p. 377-95.
6. Division of Healthcare Quality Promotion. National Center for Emerging and Zoonotic Infectious Disease. Centers for Disease Control and Prevention. National Healthcare Safety Network Biovigilance Component Hemovigilance Module Surveillance Protocol. Disponível em https://www.cdc.gov/nhsn/pdfs/biovigilance/bv-hv-protocol-current.pdf. Acesso em 24/06/2018.

CAPÍTULO 8

Reações alérgicas aos meios de contraste utilizados em procedimentos de obtenção de imagem

Ricardo Antonio Guimarães Barbosa

INTRODUÇÃO

Os meios de contraste utilizados em Radiologia são usados em diferentes procedimentos dessa área, tais como: tomografia computadorizada, radiologia vascular intervencionista, ultrassonografia e ressonância magnética. Esses meios de contraste radiológicos (MCR) são de dois grupos: iodados (dois tipos: iônicos e não iônicos) e não iodados (gadolínio de propriedade paramagnética).

A utilização relativamente frequente de contrastes radiológicos iodados (podem ser iônicos ou não iônicos), que na maioria das vezes são hiperosmolares, está associada a quadros de diurese osmótica, alterações da pressão arterial e até edema pulmonar, bem como aparecimento de reações alérgicas (reações anafilactoides com ativação da via alternativa do complemento C3, na maior parte dos casos, e com menor incidência de reações anafiláticas clássicas) de gravidade variável (incidência de 0,6% a 3%).

Os pacientes de risco para utilização de contrastes iodados apresentam:
- Insuficiência cardíaca (sobrecarga de volume).
- Insuficiência renal (lesão renal).

- Desidratação.
- Hipertireoidismo (crise tireotóxica).
- Feocromocitoma (descarga de catecolaminas).
- Anemia falciforme (falcização de hemácias).
- Extremos de idade.
- Risco de acidose láctica em virtude da associação do contraste com a metformina.
- Reações alérgicas prévias ao meio de contraste radiológico (MCR).
- História de asma brônquica ou atopia.
- Miastenia *gravis* (insuficiência respiratória).

Por isso, a presença do anestesista é solicitada com base em seu treinamento com vias aéreas, distúrbios hemodinâmicos e reanimação cardiorrespiratória e cerebral. Se o paciente tiver histórico de reação alérgica anterior ao contraste iodado, a indicação do exame deve ser discutida e medidas profiláticas devem ser tomadas.

LESÃO RENAL INDUZIDA POR CONTRASTES RADIOLÓGICOS E PROTEÇÃO RENAL

MCR têm o potencial de causar lesão renal aguda (mais comumente considerada como aumento da creatinina sérica igual ou superior a 0,5 mg/dℓ ou 25% do valor basal em 48 h após exposição, podendo ocorrer até 5 dias depois), principalmente em pacientes já com fatores de risco (doença renal crônica, diabetes, hipertensão arterial, insuficiência cardíaca, idade avançada, instabilidade hemodinâmica, uso de fármacos nefrotóxicos e diuréticos, entre outros), em especial nos já hospitalizados e naqueles em vigência de jejum, com provável quadro de desidratação. A lesão aguda pode ser decorrente de vasospasmo arterial renal ou de ação direta nos túbulos renais. Medidas profiláticas para evitar lesão renal são descritas na Tabela 8.1.

MCR iodados são comumente usados em tomografia computadorizada e radiologia vascular intervencionista. Podem ser de alta osmolalidade, que são aqueles que apresentam dissociação iônica importante, ou de baixa osmolalidade, aqueles que apresentam osmolalidade pouco acima da do plasma. Os primeiros são associados a maior incidência de efeitos adversos e, nos dias atuais, raramente são usados.

Meios de contraste contendo gadolínio (do grupo dos não iodados), usados em ressonância magnética, são menos associados a lesão renal aguda que os

Tabela 8.1 Medidas farmacológicas (para pacientes com risco aumentado de lesão renal).

- Administrar 1 a 1,5 mℓ/kg/h de solução salina a 0,9% pelo menos 1 h antes da exposição e, depois, continuar infusão por 3 a 6 h
- Pode-se utilizar solução bicarbonatada isotônica (154 mℓ de bicarbonato de sódio a 8,4% diluídos em 846 mℓ de soro glicosado a 5%) ao mesmo ritmo de infusão, mas há na literatura controvérsia acerca da superioridade desta solução
- N-acetilcisteína 600 mg, IV ou VO, 2 vezes ao dia (conjuntamente com a administração de cristaloides)

IV: via intravenosa; VO: via oral.
Fonte: elaborada pelo autor.

contrastes iodados; porém, quando usados em pacientes com insuficiência renal prévia, permanecem longos períodos no organismo e podem levar ao desenvolvimento de fibrose sistêmica nefrogênica (FSN), condição que causa espessamento da pele em diversas regiões do corpo, cursando com problemas graves de mobilidade, especialmente em áreas de articulações. Também podem ser afetados pulmões, diafragma, esôfago, miocárdio, dura-máter, ossos, entre outros órgãos. É necessário estimar a *clearance* renal dos pacientes, devendo-se evitar o uso de gadolínio em pacientes com insuficiência renal crônica grave (RFG < 30 mℓ/kg/1,73 m^2), bem como insuficiência renal aguda, síndrome hepatorrenal e em perioperatório de transplante de fígado.

Ainda não há consenso sobre o benefício da hemodiálise periprocedimento como prevenção de lesão renal e, tendo em vista a logística complexa e os custos, somados aos riscos, a hemodiálise não é recomendada como rotina. Alguns estudos apontam benefício da hemodiálise para remoção do gadolínio após exames de imagem; entretanto, ainda não há evidências de que essa prática previna FSN em pacientes com fatores de risco.

REAÇÕES ADVERSAS A CONTRASTES RADIOLÓGICOS

Contrastes radiológicos podem causar reações adversas, que podem ser do tipo anafilactoides, relacionadas com diversos fatores, com liberação de compostos vasoativos, ativação do sistema complemento, conversão de L-arginina para óxido nítrico, e, mais importante, liberação de histamina de basófilos e eosinófilos; e podem ser do tipo quimiotóxicas (não anafilactoides ou fisiológicas), que dependem da dose e têm características influenciadas por suas propriedades físico-químicas, causando distúrbios da homeostase, com suas características iônicas podendo interferir na sinalização neural e cardíaca, causando efeitos cardiovasculares como arritmia, edema pulmonar, reações vasovagais, além de outros efeitos locais como dor e lesões químicas. As reações adversas e seu tratamento são descritos na Tabela 8.2.

Tabela 8.2 Reações adversas ao meio de contraste radiológico e seu tratamento.

REAÇÃO ADVERSA	CONSIDERAÇÕES	TRATAMENTO
Urticária	–	Difenidramina 25 a 50 mg, VO ou IV (em 1 a 2 min). Dose pediátrica: 1 mg/kg IV em 1 a 2 min (dose máxima: 50 mg)
Eritema difuso	Se normotensivo, monitorar e observar. Se hipotensivo, instituir tratamento	Administrar 1.000 mℓ IV de cristaloide. Caso não responda, considerar epinefrina a 1:10.000, 1 mℓ IV lento, ou 0,3 mg IM. Repetir a cada 5 a 15 min conforme a resposta (dose total máxima: 1 mg)
		Dose pediátrica: 10 a 20 mℓ/kg de cristaloide. Caso não responda, administrar 0,1 mℓ/kg de epinefrina a 1:10.000 (dose máxima por injeção: 1 mℓ). Repetir a cada 5 a 15 min conforme a resposta (dose máxima: 1 mg)
Broncospasmo	Pautar o tratamento com base em gravidade, repercussões hemodinâmicas e responsividade	B2 adrenérgico por via inalatória repetir até 3 vezes. Considerar epinefrina a 1:10.000, 1 mℓ IV lento, ou 0,3 mg IM. Repetir a cada 5 a 15 min conforme a resposta (dose total máxima: 1 mg)
		Dose pediátrica: 10 a 20 mℓ/kg de cristaloide. Caso não responda, administrar 0,1 mℓ/kg de epinefrina a 1:10.000 (dose máxima por injeção: 1 mℓ). Repetir a cada 5 a 15 min conforme a resposta (dose máxima: 1 mg)
Edema de laringe	–	Epinefrina a 1:10.000, 1 mℓ IV lento, ou 0,3 mg IM. Repetir a cada 5 a 15 min conforme a resposta (dose total máxima: 1 mg)
		Dose pediátrica: 0,1 mℓ/kg de epinefrina a 1:10.000 (dose máxima por injeção: 1 mℓ). Repetir a cada 5 a 15 min conforme a resposta (dose máxima: 1 mg)

(continua)

Tabela 8.2 Reações adversas ao meio de contraste radiológico e seu tratamento. (*continuação*)

REAÇÃO ADVERSA	CONSIDERAÇÕES	TRATAMENTO
Hipotensão (PAS < 90 mmHg)	–	Administrar 1.000 mℓ IV de solução cristaloide. Se associada a bradicardia grave (reação vasovagal), administrar conjuntamente atropina 0,6 a 1,0 mg até o máximo de 3 mg Se associada a taquicardia (reação anafilactoide), administrar epinefrina a 1:10.000, 1 mℓ IV lento, ou 0,3 mg IM. Repetir a cada 5 a 15 min conforme a resposta (dose total máxima: 1 mg) Dose pediátrica: 0,1 mℓ/kg de epinefrina a 1:10.000 (dose máxima por injeção: 1 mℓ). Repetir a cada 5 a 15 min, conforme a resposta (dose máxima: 1 mg)
Edema pulmonar	–	Furosemida 20 a 40 mg IV (em 2 min) Dose pediátrica: 0,5 a 1 mg/kg (em 2 min)
Convulsão	Medicar caso se mantenha por período acima de 5 min	Diazepam 5 a 10 mg IV ou IM cada 5 a 10 min (máximo: 30 mg) Dose pediátrica: 6 meses a 5 anos – 0,2 a 0,5 mg/kg a cada 2 a 5 min; dose máxima: 5 mg. Maiores de 5 anos: 1 mg IV a cada 2 a 5 min (dose máxima: 10 mg)
Hipoglicemia	–	Glicose a 50%, 10 mℓ (em 2 min). Dose pediátrica: 2 mℓ/kg (em 2 min)
Para prevenção de reações secundárias, administrar hidrocortisona, 5 mg/kg IV (em 1 a 2 min)		

IV: via intravenosa; IM: via intramuscular; VO: via oral; PAS: pressão arterial sistólica.

Fonte: adaptada de American College of Radiology, 2016.

Pacientes com risco elevado de reações adversas são aqueles que já apresentaram reação a exposição prévia a contrastes radiológicos, pacientes com tendência atópica, asmáticos, pacientes com hipertireoidismo (risco de crise tireotóxica por captação aumentada de iodo livre), com disfunção renal e outras comorbidades graves. Caso seja indispensável o uso de contraste na realização de exames para esses pacientes, podem ser tomadas algumas medidas profiláticas, que estão descritas na Tabela 8.3.

Estas medidas profiláticas são muito discutidas e muitas vezes contraindicadas, pois podem mascarar um evento adverso.

Tabela 8.3 Medidas profiláticas para pacientes de alto risco para eventos adversos (caso seja indispensável o uso de meios de contraste).

- Hidrocortisona 200 mg IV pelo menos 4 a 6 h antes do procedimento. Repetir a cada 4 h
- Difenidramina 50 mg IV 1 h antes do procedimento (ou outro bloqueador anti-H1)
- Ranitidina 50 mg IV 1 h antes do procedimento (ou outro bloqueador anti-H2)

IV: via intravenosa.
Fonte: elaborado pelo autor.

BIBLIOGRAFIA

Kidney Disease: Improving Global Outcomes (KDIGO) CKD Work Group (2013) KDIGO 2012 clinical practice guideline for the evaluation and management of chronic kidney disease. Kidney Inter Suppl 1-150.

American College of Radiology. Committee on Drugs and Contrast Media. ACR Manual on Contrast Media. Version 10.2, 2016. Disponível em: http://www.acr.org/quality-safety/resources/contrast-manual. Acesso em: 28/11/2016.

Morzycki A, Bhatia A, Murphy K. Adverse reactions to contrast material: a Canadian update. Can Assoc Radiol J. 2017; 68(2):187-93.

Greenberger PA, Halwig JM, Patterson R et al. Emergency administration of radiocontrast media in high-risk patients. J Allergy Clin Immunol. 1986; 77:630e4.

van der Molen A, Thomsen H, Morcos S. Effect of iodinated contrast media on thyroid function in adults. Eur Radiol. 2004; 14:902e7.

Liccardi G, Lobefalo G, Di Florio E et al. Strategies for the prevention of asthmatic, anaphylactic and anaphylactoid reactions during the administration of anesthetics and/or contrast media. J Investig Allergol Clin Immunol. 2008; 18(1):1-11.

CAPÍTULO 9

Antimicrobianos

Alice Tung Wan Song
Edson Abdala

INTRODUÇÃO

O propósito deste capítulo é fornecer orientação para facilitar o reconhecimento de reações alérgicas e/ou anafiláticas a antimicrobianos profiláticos utilizados durante cirurgias, e definir condutas de urgência frente a essas reações, com relação a interrupção e substituição dos antimicrobianos. A alergia a beta-lactâmicos, frequentemente relatada, é discutida neste capítulo.

DIAGNÓSTICO DE REAÇÕES ALÉRGICAS OU ANAFILÁTICAS A ANTIMICROBIANOS

- Geralmente ocorrem em até 30 min após indução anestésica.
- Sinais cutâneos podem estar ausentes ou não ser evidentes, devido à presença dos campos cirúrgicos.
- Diagnóstico inicial baseia-se no horário da administração do antimicrobiano e no início da apresentação dos sintomas clínicos, e é presuntivo.

- A gravidade da reação de hipersensibilidade pode ser graduada pelo sistema adaptado de Ring e Messner:
  - Grau I: somente sinais cutâneos: urticária, angioedema, eritema generalizado.
  - Grau II: sinais multiviscerais, sem risco à vida, como taquicardia, hipotensão, hiper-reatividade brônquica e tosse.
  - Grau III: sinais que implicam risco à vida, como colapso cardiovascular, disritmias cardíacas e broncospasmo grave.
  - Grau IV: parada cardíaca e/ou respiratória.

MANEJO DOS ANTIMICROBIANOS DIANTE DA SUSPEITA DE REAÇÕES ALÉRGICAS

- A reação leve à vancomicina geralmente é mediada por ativação direta de mastócitos. A orientação é diminuir a velocidade de infusão ou substituir a vancomicina por teicoplanina. Em caso de reação anafilática, deve-se suspender imediatamente a infusão do antimicrobiano e não administrá-lo. A anafilaxia deve ser tratada imediatamente de maneira apropriada, e todos os fármacos suspeitos devem ter seu uso suspenso.
- Substituição por um antimicrobiano de outra classe com espectro de ação semelhante, conforme a Tabela 9.1.
- O evento deve ser notificado ao sistema de vigilância epidemiológica do Serviço.

ALERGIA A BETALACTÂMICOS

Os betalactâmicos são causa frequente de reações alérgicas. Todavia, acredita-se que somente uma minoria dos pacientes com alergia atribuída a essa classe de antibióticos seja de fato alérgica a betalactâmicos. Em um estudo com 234 pacientes com alergia atribuída a betalactâmicos, testes laboratoriais confirmaram a hipersensibilidade em apenas 18% dos casos. Outro estudo demonstrou que a documentação da alergia ao betalactâmico é altamente variável, e os detalhes são com frequência mal documentados, resultando, em muitos casos, em substituição desnecessária por outros antimicrobianos, o que tem impacto na qualidade da assistência, além do custo. A seguir, são apresentadas algumas orientações sobre reações alérgicas a betalactâmicos.

Tabela 9.1 Sugestões de substituição de antimicrobianos em pacientes com suspeita de reação alérgica.

DIANTE DA SUSPEITA DE REAÇÃO ALÉRGICA	ANTIMICROBIANO A SER ADMINISTRADO
Amicacina ou gentamicina	Ciprofloxacino Meropeném/imipeném
Ampicilina	Vancomicina
Cefazolina	Vancomicina
Cefotaxima ou ceftriaxona	Ciprofloxacino Meropeném/imipeném
Cefoxitina	Meropeném/imipeném
Vancomicina	Teicoplanina

Fonte: elaborada pela autora.

- Se houver tempo hábil antes da cirurgia, o diagnóstico de reação alérgica deve ser baseado em teste cutâneo e/ou desafio parenteral ou oral, fazendo com que mais de 95% dos pacientes rotulados como alérgicos sejam na verdade desrotulados.
- Em pessoas com alergia a penicilina ou amoxicilina, há segurança na utilização de cefalosporinas, exceto aquelas com similaridade da cadeia lateral R1 (ou seja, em casos de alergia a amoxicilina, não se deve utilizar cefadroxila, cefatrizina ou cefprozil; e, em casos de alergia a ampicilina, não se utilizam cefalexina nem cefaclor). As demais cefalosporinas podem ser utilizadas.[1-7]

REFERÊNCIAS

1. Blumenthal KG, Wickner PG, Hurwitz S et al. Tackling in patient penicillin allergies: assessing tools for antimicrobial stewardship. J Allergy Clin Immunol. 2017; 140(1):154-61.e6.
2. Hsu Blatman KS, Hepner DL. Current knowledge and management of hypersensitivity to perioperative drugs and radiocontrast media. J Allergy Clin Immunol Pract. 2017; 5(3):587-92.
3. Shah AV, McColley SA, Weil D et al. Trichosporon mycotoxinivorans infection in patients with cystic fibrosis. J Clin Microbiol. 2014; 52(6):2242-4.
4. Al-Ahmad M, Rodríguez-Bouza T. Drug allergy evaluation for betalactam hypersensitivity: cross-reactivity with cephalosporines, carbapenems and negative predictive value. Asian Pac J Allergy Immunol. 2018; 36(1):27-31.

5. Mota I, Gaspar Â, Chambel M et al. Hypersensitivity to beta-lactam antibiotics: a three-year study. Eur Ann Allergy Clin Immunol. 2016; 48(6):212-9.
6. Ring J, Messmer K. Incidence and severity of anaphylactoid reactions to colloid volume substitutes. Lancet Lond Engl. 1977; 1(8009):466-9.
7. Bruniera FR, Ferreira FM, Saviolli LRM et al. The use of vancomycin with its therapeutic and adverse effects: a review. Eur Rev Med Pharmacol Sci. 2015; 19(4):694-700.

CAPÍTULO 10

Bloqueadores neuromusculares

Ismar Lima Cavalcanti
Estêvão Luiz Carvalho Braga

INTRODUÇÃO

A European Academy of Allergy and Clinical Immunology define anafilaxia como uma reação de hipersensibilidade generalizada ou sistêmica grave que pode pôr em risco a vida e é desencadeada tanto por mecanismos imunológicos como não imunológicos.[1]

Há na literatura grande divergência acerca da prevalência e da incidência de reações anafiláticas perioperatórias. Entretanto, estima-se que estejam presentes em uma a cada 13.000 procedimentos anestésicos.[2] Os principais agentes etiológicos envolvidos na anafilaxia durante o período perioperatório são os bloqueadores neuromusculares (BNM), responsáveis por até 61,6% dos casos. Às reações anafiláticas aos BNM, seguem-se reações ao látex (16,6%), a antibióticos (8,3%), a hipnóticos (5,1%), a coloides (3,1%), a opioides (2,7%) e a outros elementos (2,6%) (Figuras 10.1 e 10.2).[3]

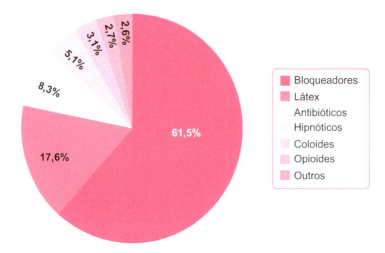

Figura 10.1 Agentes frequentemente relacionados com a anafilaxia perioperatória.

Fonte: adaptada de Mertes & Laxenaire, 2000.[3]

As reações anafiláticas aos BNM estão relacionadas a ativação humoral e celular da imunoglobulina (IgE), acarretando desgranulação de histamina pelos mastócitos e basófilos e da tripsina pelos mastócitos. Tanto os BNM despolarizantes quanto os adespolarizantes aminoesteroides e os adespolarizantes benzil-isoquinolínicos são passíveis de provocar anafilaxia.[4] No passado, a succinilcolina era apontada como principal BNM responsável por anafilaxia perioperatória. Contudo, a popularização mundial do uso de rocurônio tornou esse relaxante muscular o BNM mais utilizado no mundo (em detrimento da succinilcolina), e isso fez com que passasse a ocupar o primeiro lugar entre os BNM responsáveis por anafilaxias.[5]

O relatório NAP6, do Royal College of Anaesthetists, publicado em 2018, demonstrou que, ao contrário da maioria dos estudos publicados, o BNM foi o segundo fármaco causador de anafilaxia no período perioperatório. A anafilaxia desencadeada por BNM foi 1,4 vez menos frequente do que anafilaxia induzida por antibióticos. A succinilcolina apresentou probabilidade duas vezes maior de causar anafilaxia do que qualquer outro agente BNM (11,1 por 100.000 administrações). A incidência de anafilaxia causada por BNM não despolarizantes é

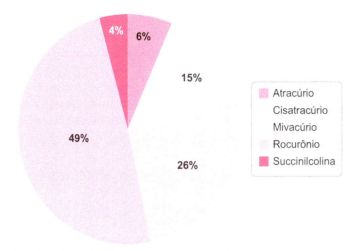

Figura 10.2 Associação dos bloqueadores neuromusculares com a reação anafilática.

Fonte: adaptada de Antunes et al., 2014.[5]

muito semelhante; por conseguinte, o risco de anafilaxia não deve ser a principal razão para se escolher o tipo de BNM.[6]

É importante ressaltar que reatividade cruzada entre alguns fármacos e alimentos já foi descrita na literatura e deve ser amplamente conhecida pelos anestesistas. A observação de que, em alguns casos, reações anafiláticas ocorrem no primeiro contato conhecido com um fármaco usado em anestesia sugere que várias dessas reações representem reações cruzadas com anticorpos IgE que foram provocadas por contato prévio a outros antígenos.[6]

O reconhecimento da reação anafilática no período intraoperatório representa um grande desafio diagnóstico, pois vários sistemas podem ser acometidos com ocorrência variável. Os sinais e sintomas podem incluir *rash* cutâneo, urticária, angioedema, manifestações gastrintestinais, broncospasmo, taquicardia, hipotensão arterial sistêmica.[7]

São diversos os eventos críticos que ocorrem durante o procedimento anestésico, e o diagnóstico de anafilaxia pode não ser tão simples. Erupção cutânea, o sinal clássico da reação alérgica, está presente em aproximadamente metade dos casos, mas pode estar retardada ou não visível devido à presença dos campos cirúrgicos.[6]

Hipotensão arterial geralmente é o primeiro sinal de anafilaxia perioperatória. A ocorrência de hipotensão arterial grave e persistente pode sugerir a ocorrência de isquemia miocárdica, arritmia cardíaca, embolia, pneumotórax, hemorragia e anafilaxia.[6]

Há evidências limitadas de que broncospasmo seja a primeira apresentação clínica de anafilaxia. Embora presente na anafilaxia, o aumento da pressão das vias aéreas não é incomum durante o procedimento anestésico, especialmente em pacientes asmáticos e após intubação traqueal.[6]

O objetivo do tratamento é atingir ou manter a estabilidade cardiorrespiratória e, para tal, a medida mais importante consiste em suspensão imediata do uso dos fármacos anestésicos para cessar o estímulo. Além disso, é necessário manter a patência das vias aéreas, administrar oxigênio a 100%, expandir a volemia com o uso de cristaloides e administrar epinefrina nos casos de instabilidade hemodinâmica. Permanece a controvérsia quanto ao uso de corticosteroides e anti-histamínicos, e não se deve atrasar a administração de epinefrina, pois esta é a única substância capaz de impedir a desgranulação dos mastócitos.

Há poucos estudos sobre a eficácia de fármacos individuais no tratamento de anafilaxia perioperatória. Não existem estudos clínicos aleatórios e encobertos. Por conseguinte, a maioria das informações origina-se de relatos de casos.[6]

A epinefrina é a base do tratamento. Por apresentar ação agonista alfa- e beta-adrenérgica, ela desencadeia venoconstrição, o que aumenta o retorno venoso, reduz a permeabilidade capilar, aumenta a contratilidade e o débito cardíaco, dilata os brônquios e inibe a liberação de mediadores dos mastócitos e basófilos. Estes benefícios excedem as possíveis desvantagens, tais como a venodilatação da musculatura esquelética e o risco de arritmias cardíacas. A administração precoce de epinefrina está associada a melhor desfecho nos casos de anafilaxia extra-hospitalar.[6]

Embora o metaraminol não seja um fármaco de primeira escolha para tratamento de anafilaxia, há relatos de sua eficácia em caso de anafilaxia perioperatória refratária a grandes doses de epinefrina.[6]

O uso de vasopressina intravenosa pode aumentar a sobrevida nos casos de anafilaxia perioperatória que não responderam ao tratamento convencional.[6]

Em pacientes que fazem uso de betabloqueadores, várias diretrizes recomendam que se aumente a dose de epinefrina e se considere o uso de glucagon. O benefício da epinefrina é provavelmente reduzido na presença de bloqueio dos receptores beta-adrenérgicos (bloqueio beta). Tanto a epinefrina como o glucagon aumentam as concentrações intracelulares de adenosina 3',5'-monofosfato cíclico (AMPc), no caso do glucagon sem a participação dos receptores beta.[6]

Tal como ocorre com outros fármacos utilizados no tratamento de anafilaxia, não há estudos clínicos aleatórios que tenham investigado a eficácia dos corticosteroides no tratamento de anafilaxia em fase aguda. A justificativa para sua utilização parece ser a regulação negativa da resposta de fase tardia, alterando a expressão gênica. É uma extrapolação da sua eficácia no tratamento a longo prazo de asma alérgica. Embora não se esperem benefícios quando utilizados na fase aguda de anafilaxia, algumas diretrizes recomendam a utilização de hidrocortisona. Estudos com animais sugerem que o pré-tratamento com corticosteroides pode reduzir a gravidade da anafilaxia induzida experimentalmente.[6]

Devido à falta de evidências, não é recomendada a administração de anti-histamínicos na fase aguda de anafilaxia.[6]

Em caso de anafilaxia induzida por rocurônio, deve-se considerar a administração de sugamadex. Recomendam-se doses de 16 mg/kg.[6]

A redução abrupta do volume de sangue circulante na vigência de anafilaxia é causada por vasodilatação sistêmica, aumento da permeabilidade vascular e sequestro de líquidos, resultando em redução do retorno venoso e do débito cardíaco. Há consenso de que a rápida infusão venosa de cristaloides é uma terapêutica lógica.[6]

Uma história clínica detalhada continua a ser importante fonte de informação para suspeição de uma reação alérgica aos BNM. De fato, o diagnóstico da maioria das alergias a medicamentos é presumido e baseia-se em uma associação com a injeção do agente suspeitado. No entanto, na ausência de provas imunológicas e testes laboratoriais, não é possível confirmar se uma reação é de fato alérgica, determinar o seu mecanismo e identificar o medicamento responsável.[7]

A estratégia diagnóstica para uma suspeita de reação anafilática é baseada em testes laboratoriais, amostras tomadas durante e logo após a reação, e em testes realizados dias a semanas mais tarde. A confirmação do alérgeno suspeitado deve ser baseada em avaliação imunológica por meio de mais de um teste possível.[6]

Para confirmação de que o evento suspeito foi de fato uma reação anafilática, é possível dosar níveis de histamina e metil-histamina no sangue até a primeira hora após a reação anafilática. Já a dosagem de triptase, por ter maior meia-vida em comparação à histamina, tem a vantagem de ser medida em 1 h até as primeiras 6 h após reação, sendo o teste mais comumente realizado no período intraoperatório. O ideal é que sejam coletadas três amostras de sangue seriadas (15 min após reação, 3 h e 6 h), para acompanhamento do aumento dos níveis séricos e sua posterior convalescença. Todavia, esses testes não apontam o agente causal.[6]

Testes intradérmicos ou cutâneos geralmente são realizados 4 a 6 semanas após uma reação, mas podem mostrar resultados positivos até anos depois do evento crítico. A sensibilidade dos testes para relaxantes musculares é de aproximadamente 94% a 97%. Esses testes apontam o agente causal e ainda permitem a descoberta de reações cruzadas com outros BNM.[8]

A pesquisa de IgE específica para BNM pode ser realizada a partir de 2 a 3 semanas após a reação anafilática e, diferentemente dos outros testes, pode identificar a classe do alérgeno causador da reação anafilática.[8]

As aminas quaternárias presentes nos BNM são as principais suspeitas de causarem reações alérgicas. Alguns trabalhos revelam que 90% das anafilaxias aos BNM originam-se de reação às aminas quaternárias.[8]

Após uma reação alérgica a um relaxante muscular, devem ser realizados testes com todos os outros BNM, a fim de se encontrar uma alternativa segura para um procedimento cirúrgico futuro. Além disso, quaisquer relaxantes musculares comercializados devem ser rotineiramente testados em pacientes que sabidamente têm alergia a eles, para se avaliar sua capacidade de causar anafilaxia cruzada.[9] Presume-se que 60% a 84% dos pacientes podem apresentar reação cruzada a outro BNM e 16% podem apresentar sensibilização a todos eles.[6]

Na literatura, alguns relatos de casos publicados descrevem o uso eficaz de sugamadex na atenuação de choque anafilático induzido por rocurônio. A fisiopatologia dessa atenuação permanece incerta, mas a principal hipótese é de que o sugamadex, além de formar um complexo com a molécula de rocurônio ou vecurônio, também tem capacidade de encapsular alérgenos de amônio quaternário. A dosagem de sugamadex utilizada foi bastante variável entre os relatos, mas as doses maiores e as administradas mais precocemente apresentaram melhores resultados.[10]

No entanto, ainda faltam na literatura dados consistentes que sustentem a indicação formal do uso de sugamadex durante choque anafilático induzido por rocurônio ou vecurônio. Especialistas alegam que dificilmente após um choque anafilático desencadeado por esses BNM, o sugamadex interfere de maneira significativa no seu curso, e pode, inclusive, acarretar restauração do tônus muscular em um paciente com importante angioedema, tornando o manejo da via aérea mais difícil. Também se deve desestimular a administração de outro BNM de classe diferente, devido à possibilidade de reação de reatividade cruzada.[10,11]

A anafilaxia, apesar de rara, representa um grande desafio na prática anestésica, por se tratar de condição que põe em risco a vida e requer rápidos diagnóstico e tratamento. História de reação de hipersensibilidade prévia é o principal fator de risco para novo evento e, portanto, deve ser investigada ativamente pelos anestesistas.[6]

O conceito de reatividade cruzada aos BNM deve ser sempre lembrado e devidamente investigado. Outro conceito importante é que a pré-medicação com corticosteroides e anti-histamínicos não impede o desenvolvimento de anafilaxia perioperatória.[9]

Todos os pacientes que apresentem sinais de anafilaxia perioperatória devem ser encaminhados ao alergologista, a fim de que sejam confirmados a natureza da reação e o medicamento responsável, e fornecidas recomendações para estudos posteriores. Após suspeita de anafilaxia, o paciente ser informado com detalhes sobre o episódio.[6] Uma carta confirmando o diagnóstico e delineando um plano para anestesia futura deve ser enviada para o paciente e seu clínico geral. Além disso, deve-se recomendar enfaticamente ao paciente que use uma pulseira de advertência médica ou leve consigo uma carta médica de advertência sempre que precisar ser submetido a procedimentos anestésico-cirúrgicos.[6]

REFERÊNCIAS

1. Galvão VR, Giavina-Bianchi P, Castells M. Perioperative anaphylaxis. Curr Allergy Asthma Rep. 2014; 14(8):452.
2. Moneret-Vautrin DA, Mertes PM. Anaphylaxis to general anesthetics. Chem Immunol Allergy. 2010; 95:180-9.
3. Mertes PM, Laxenaire MC. Anaphylaxis during general anaesthesia – prevention and management. CNS Drugs. 2000; 14:115-33.
4. Dewachter P, Mouton-Faivre C, Hepner DL. Perioperative anaphylaxis: what should be known? Curr Allergy Asthma Rep. 2015; 15(5):21.

5. Antunes J, Kochuyt AM, Ceuppens JL. Perioperative allergic reactions: experience in a Flemish referral center. Allergol Immunopathol. 2014; (4):348-54.

6. Cook T, Harper N. Anaesthesia, Surgery and life-threatening allergic reactions. Report and findings of the Royal College of Anaesthetists' 6th National Audit Project: Perioperative Anaphylaxis, may 2018. Disponível em: https://www.nationalauditprojects.org.uk/NAP6home. Acesso em: 03/12/2018.

7. Ewan PW, Dugué P, Mirakian R et al. BSACI. BSACI guidelines for the investigation of suspected anaphylaxis during general anaesthesia. Clin Exp Allergy. 2010; 40(1):15-31.

8. Ouel-Chéron A, Harpan A, Mertes PM et al. Management of anaphylactic shock in the operating room. Presse Med. 2016; 45(9):774-83.

9. Leysen J, Uyttebroek A, Sabato V et al. Predictive value of allergy tests for neuromuscular blocking agents: tackling an unmet need. Clin Exp Allergy. 2014; 44(8):1069-75.

10. Sadleir PH, Clarke RC, Bunning DL et al. Anaphylaxis to neuromuscular blocking drugs: incidence and cross-reactivity in Western Australia from 2002 to 2011. Br J Anaesth. 2013; 110(6):981-7.

11. Larke RC, Sadleir PH, Platt PR. The role of sugammadex in the development and modification of an allergic response to rocuronium: evidence from a cutaneous model. Anaesthesia. 2012; 67(3):266-73.

CAPÍTULO 11

Clorexidina

Roberta Figueiredo Vieira

INTRODUÇÃO

A clorexidina é uma biguanida sintética com efeito antisséptico de amplo espectro e rápida ação. Apresenta propriedades bacteriostática e bactericida, eliminando bactérias Gram-positivas e Gram-negativas, algumas micobactérias, vírus e fungos.[1] A Organização Mundial da Saúde considera a clorexidina uma medicação essencial para controle de infecções.[2]

Foi descoberta acidentalmente durante a pesquisa de novos fármacos contra malária.[3] Em 1954, a clorexidina foi introduzida no mercado como antisséptico tópico, em meio a medidas de prevenção de infecção hospitalar. A lavagem das mãos com clorexidina pelos profissionais de saúde elimina 86% a 92% da microbiota cutânea, o que é crucial para reduzir a incidência de infecção por *Staphylococcus aureus* resistente à meticilina (MRSA).[4]

Nos anos seguintes, seu uso tornou-se disseminado tanto em produtos de uso hospitalar como em artigos de uso diário (Tabela 11.1). Estudo realizado na Dinamarca estimou que mais de 3,6% dos cosméticos continham clorexidina.[5,6] O uso desta substância em cosméticos varia conforme o país, sendo frequente nos EUA e variável

Tabela 11.1 Produtos que contêm clorexidina.

USO HOSPITALAR
• Antisséptico tópico
• Xampu ou sabonete
• Lubrificante uretral
• Supositórios
• Gel para procedimentos retais, ginecológicos e endoscópicos
• Cateter venoso central revestido
• Curativos revestidos
OUTROS PRODUTOS
• Pasta de dente
• Solução de lente de contato
• Enxaguante bucal
• Emplastros
• Pomadas
• Curativos
• Cosméticos

Fonte: adaptada de Odedra & Farooque, 2014.[7]

entre os países da Europa.[5,6] Entretanto, nem sempre a clorexidina é identificada no rótulo desses produtos, o que leva a exposições mascaradas a essa substância.[6]

Alguns anos após a descoberta da clorexidina, identificou-se que esta constitui o agente causador de dermatite de contato (hipersensibilidade de tipo IV), e a primeira resposta anafilática mediada por IgE (hipersensibilidade de tipo I) foi descrita no Japão em 1980.[3] O crescente relato de reações adversas à clorexidina desencadeou o surgimento de advertências à sua utilização no Japão, nos EUA e na Austrália.[8]

O mecanismo de anafilaxia da clorexidina é explicado pela ligação direta desta molécula à IgE, o que provoca ativação dos mastócitos, com posterior liberação de histamina, leucotrienos e triptase. Não há, na literatura, relato de reatividade cruzada entre clorexidina e outros antissépticos.[7,9]

No Brasil, a clorexidina tópica é regulamentada pela Agência Nacional de Vigilância Sanitária (Anvisa) através da Resolução de Diretoria Colegiada (RDC) nº 107, de 2016. A clorexidina presente em produtos cosméticos e de perfumaria é regulamentada pela RDC nº 29, de 2012. É considerada um medicamento de baixo risco e não consta qualquer advertência à sua utilização.[10]

EPIDEMIOLOGIA

Alguns autores sugerem que a alergia à clorexidina é um evento raro, e outros estimam uma incidência de 5,5% a 9,8%.[1] Contudo, desconhece-se a incidência de anafilaxia à clorexidina, e acredita-se que seja subestimada.[1]

Estudos de série de casos realizados na Europa observaram anafilaxia perioperatória à clorexidina em 8,7% a 9,6% dos casos.[11,12] Alergia à clorexidina é descrita com frequência na Dinamarca[11,13] e no Reino Unido,[6,12] e, na França, trata-se de evento pouco comum.[14]

A anafilaxia perioperatória à clorexidina é usualmente descrita durante procedimentos odontológicos[15,16] e urológicos,[1,6] o que pode ser explicado pela maior absorção da clorexidina pelas mucosas, em comparação à pele.[9] Os produtos relacionados com maior frequência a anafilaxia são: lubrificante uretral, cateter venoso central revestido com clorexidina[1] e solução enxaguante bucal.[15,17]

A população com maior risco de reação alérgica à clorexidina é formada por profissionais de saúde, pacientes com eczema, com úlcera em membro inferior e submetidos regularmente a procedimentos urológicos ou cirúrgicos.[3,6]

MANIFESTAÇÃO CLÍNICA

A clorexidina provoca reações de hipersensibilidade de tipos I e IV.[11] Os sintomas variam de reação localizada a resposta sistêmica imediata, incluindo urticária, broncospasmo, hipotensão e choque anafilático.[15] As reações de menor gravidade, como prurido e eritema, geralmente precedem as respostas anafiláticas.[11,18]

Estudo clínico realizado no Reino Unido investigou casos comprovados de alergia perioperatória à clorexidina.[17] Nessa coorte, hipotensão foi o sintoma mais comum, seguido de urticária, broncospasmo e angioedema. Enquanto a alergia à clorexidina tópica é associada a sintomas leves, de início lento, a reação aos cateteres venosos centrais revestidos com esta substância provoca resposta anafilática quase imediata.[6]

As reações anafiláticas perioperatórias tendem a ser mais graves, devido à incapacidade do paciente para relatar precocemente os sintomas.[17] A anafilaxia perioperatória à clorexidina é descrita como refratária, exigindo altas doses de epinefrina, o que pode ser explicado pelo retardo na identificação do alérgeno que desencadeou a reação.[7]

A recorrência de eventos alérgicos em pacientes com alergia à clorexidina é comum no ambiente hospitalar.[1,19] Estudo clínico retrospectivo determinou que mais de 30% dos pacientes com diagnóstico prévio desse tipo de alergia apresentaram reação anafilática em outras ocasiões.[15,19] Esse fato sugere que a clorexidina não é reconhecida como alérgeno pela população nem pelos profissionais de saúde. Ademais, a exposição mascarada à clorexidina é um problema reconhecido em diferentes países.[1,15]

DIAGNÓSTICO

O diagnóstico de anafilaxia perioperatória à clorexidina é difícil, uma vez que a exposição prévia é usualmente desconhecida[3] e a clorexidina pode estar oculta em produtos de uso hospitalar.[7] Em coorte prospectiva realizada no Reino Unido, a alergia à clorexidina foi responsável por 9% dos casos de anafilaxia perioperatória (3ª causa), mas o anestesista suspeitou desta substância em apenas 28% dos casos.[6]

A avaliação da resposta anafilática perioperatória começa com a descrição minuciosa da reação e dos potenciais alérgenos envolvidos. É necessário dosar a triptase sérica nas primeiras 24 h após o evento alérgico, para confirmação de anafilaxia.[7] A dosagem da IgE específica para clorexidina pode ser feita no pós-operatório imediato, mas deve ser repetida 1 mês após a reação alérgica.[7]

Os pacientes que apresentaram anafilaxia perioperatória devem ser informados e orientados a prosseguir com a investigação da etiologia da alergia em clínica especializada,[1,11] o que deve ocorrer nos primeiros 6 meses após a reação perioperatória.[11]

Os testes recomendados para o diagnóstico de alergia à clorexidina são o teste cutâneo de punctura (*skin prick test*) e a dosagem sanguínea da IgE específica para clorexidina. A sensibilidade descrita do teste cutâneo de punctura é de 95% e a da IgE específica é de 100%, quando a dosagem é realizada até 4 meses após o evento.[17,19] O teste de liberação de histamina e o teste intradérmico são opções alternativas, com excelente especificidade (99% a 100%).[11]

Na interpretação dos níveis da IgE específica para clorexidina, deve-se levar em conta o intervalo de tempo entre a coleta da amostra e o evento anafilático. Uma amostra obtida menos em de 1 mês após a reação alérgica, ainda que negativa, não exclui o diagnóstico, pois o processo anafilático pode ter exaurido a IgE.[19] Os níveis de IgE específica aumentam após a exposição, e recomenda-se dosá-la 1 a 4 meses após a reação. Após 6 meses, os níveis da IgE específica declinam, mas isto não indica perda de reatividade à clorexidina.[19]

Os critérios adotados para o diagnóstico de anafilaxia por clorexidina são: IgE específica > 0,35 kUA/L; teste de liberação de histamina de classes 1 a 12; teste cutâneo de punctura com diâmetro médio da pápula ≥ 3 mm; e teste intradérmico com diâmetro médio da pápula igual ou superior ao dobro do diâmetro do controle negativo.[11]

EXPOSIÇÃO OCUPACIONAL

A disseminação de produtos contendo clorexidina no ambiente hospitalar aponta para o risco de exposição ocupacional a esta substância, semelhante ao descrito com o látex na década de 1990.[18,20]

Alergia ocupacional à clorexidina é descrita em 4% dos profissionais de saúde no Reino Unido.[18] Entretanto, estudo realizado na Dinamarca não observou nenhum caso de alergia ocupacional, o que foi atribuído a menor concentração da clorexidina tópica utilizada naquele país.[20]

A exposição ocupacional à clorexidina pode causar manifestações cutâneas e asma ocupacional.[21] A dermatite de contato é descrita com maior frequência após uso de clorexidina tópica em alta concentração (>4%).[22] Contudo, alguns autores acreditam que a sensibilização ocupacional é limitada pela baixa absorção da clorexidina tópica através da pele íntegra.[18,20]

A incidência de doença ocupacional alérgica à clorexidina varia entre as populações, o que pode refletir diferenças regionais de exposição a essa substância.[20] Apesar de pouco comum, a clorexidina deve ser considerada na investigação de doença ocupacional alérgica em profissionais de saúde.

CONSIDERAÇÕES FINAIS

A clorexidina surge como um alérgeno novo, capaz de deflagrar resposta anafilática no ambiente hospitalar, principalmente durante procedimentos operatórios. Entretanto, o potencial alérgeno desta substância é ignorado pela maioria dos profissionais de saúde, o que contribui para a ocorrência de repetidas reações alérgicas no ambiente hospitalar, colocando em risco a segurança dos pacientes.

REFERÊNCIAS

1. Sharp G, Green S, Rose M. Chlorhexidine-induced anaphylaxis in surgical patients: a review of the literature. ANZ J Surg. 2016; 86:237-43.

2. WHO. Model list of essential medicines. World Health Organization website; 2017.

3. Rutkowski K, Wagner A. Chlorhexidine: a new latex? European Urology. 2015; 68:345-7.

4. Krishna MT, Huisson A. Peri-operative anaphylaxis: beyond drugs and latex. Int Arch Allergy Immunol. 2015; 167:101-2.

5. Opstrup MS, Johansen JD, Bossi R et al. Chlorhexidine in cosmetic products – a market survey. Contact Dermatitis. 2015; 72:55-8.

6. Harper NJN, Cook TM, Garcez T et al. Anaesthesia, surgery and life-threatening allergic reactions: epidemiology and clinical features of perioperative anaphylaxis in the 6th National Audit Project (NAP6). British Journal of Anaesthesia. 2018; 121(1):159-71.

7. Odedra KM, Farooque S. Chlorhexidine: an unrecognized cause of anaphylaxis. Postgrad Med. 2014; 90:709-14.

8. Okano M, Nomura M, Hata S et al. Anaphylactic symptoms due to chlorhexidine gluconate. Arch Dermatol. 1989; 125:50-2.

9. Abdallah C. Perioperative Chlorhexidine allergy: is it serious? Journal of Anesthesiology Clinical Pharmacology. 2015; 31(2):152-4.

10. Brasil. Agência Nacional de Vigilância Sanitária (Anvisa). Disponível em: portal.anvisa.gov.br/documents.

11. Opstrup MS, Malling HJ, Krøigaard M et al. Standardized testing with chlorhexidine in perioperative allergy – a large single-centre evaluation. Allergy. 2014; 69:1390-6.

12. Low AE, McEwan JC, Karanam S et al. Anaesthesia-associated hypersensitivity reactions: seven years' data from a British bi-specialty clinic. Anaesthesia. 2016; 71:76-84.

13. Garvey LH, Kroigaard M, Poulsen LK et al. Ig-E mediated allergy to chlorhexidine. J Allergy Clin Immunol. 2007; 120:409-15.

14. Dong SW, Mertes PM, Petitpain N et al. Hypersensitivity reactions during anesthesia. Results from the ninth French survey (2005–2007). Minerva Anestesiol. 2012; 78:868-78.

15. Bubenhofer M, Fricker M, Weber-Mani U et al. Chlorhexidine: A Retrospective Observational Study of a Potentially Life-threatening Molecule. J Investig Allergol Clin Immunol. 2015; 25(2):133-62.

16. Pemberton MN, Gibson J. Chlorhexidine and hypersensitivity reactions in dentistry. Br Dent J. 2012; 213:547-50.

17. Egner W, Helbert M, Sargur R et al. Chlorhexidine allergy in four specialist allergy centres in the United Kingdom, 2009-2013: clinical features and diagnostic tests. British Society for Immunology, Clinical and Experimental Immunology. 2017; 188:380-6.

18. Nagendran V, Wicking J, Ekbote A et al. IgE-mediated chlorhexidine allergy: a new occupational hazard? Occupational Medicine. 2009; 59:270-2.

19. Opstrup MS, Poulsen LK, Malling HJ et al. Dynamics of plasma levels of specific IgE in chlorhexidine allergic patients with and without accidental re-exposure. Clinical & Experimental Allergy. 2016; 46:1090-8.

20. Garvey LH, Roed-Petersen J, Husum B. Is there a risk of sensitization and allergy to chlorhexidine in health care workers? Acta Anaesthesiol Scand. 2003; 47:720-4.

21. Wittczak T, Dudek W, Walusiak-Skorupa J et al. Chlorhexidine – still an underestimated allergic hazard for health care professionals. Occupational Medicine. 2013; 63:301-5.

22. Sato K, Kusaka Y, Suganuma N et al. Occupational allergy in medical doctors. J Occup Health. 2004; 46:165-70.

CAPÍTULO 12

Tratamento das reações alérgicas e anafiláticas

Matheus Fachini Vane

I. Silvia Corrêa Soares

INTRODUÇÃO

Reações alérgicas e anafiláticas são situações de ocorrência rara na prática clínica, mas potencialmente fatais se não forem tratadas efetivamente. Estima-se que a incidência de anafilaxia perioperatória seja de cerca de 1 a cada 10.000 a 20.000 procedimentos anestésicos, com mortalidade inferior a 0,001%.[1,2] Entretanto, a rapidez no diagnóstico e no tratamento é fundamental para evitar os piores desfechos. Sendo assim, sempre se deve suspeitar de reações anafiláticas em pacientes com choque circulatório de causa desconhecida.

DIAGNÓSTICO

A presença de comprometimento sistêmico diferencia as reações alérgicas das anafiláticas. Por apresentarem manifestações clínicas variadas, as reações anafiláticas devem ser consideradas sempre que sintomas cutâneos coexistirem com broncospasmo ou hipotensão (Figura 12.1). A presença de hipotensão ou taquicardias isoladas também deve levantar suspeita, principalmente se for imprevista ou irresponsiva a vasopressores. Eventualmente, bradicardias inexplicadas também podem ser sinais de anafilaxia. Em alguns pacientes, broncospasmo ou dificuldade ventilatória isolados podem ser as únicas manifestações desta afecção. Vale salientar também que a ausência de sinais cutâneos não exclui o diagnóstico, uma vez que tais sinais podem estar presentes somente após a resolução do choque circulatório (Tabela 12.1).[3]

O diagnóstico de anafilaxia pode ser corroborado por elevação dos níveis da triptase sérica. O pico é atingido em 15 a 120 min após a reação, com meia-vida de 2 a 6 h. Em 24 h, os níveis retornam aos valores basais. Assim, pode-se cogitar o uso dessa enzima como forma de confirmação diagnóstica, desde que solicitado precocemente.[4]

As reações anafiláticas podem ser classificadas de acordo com sua gravidade (Tabela 12.2).

Reações de grau 1 são leves e costumam ser autolimitadas, mas o paciente deve permanecer sob monitoração, uma vez que pode ocorrer evolução para quadros mais graves. Reações de grau 2 costumam ter envolvimento mucocutâneo com maior frequência que as reações de maior gravidade. Assim, o estabelecimento do diagnóstico acaba sendo mais fácil para reações de grau 2. Reações de grau 3 podem manifestar-se com hipotensão grave e broncospasmo, muitas vezes sem acometimento cutâneo.[3]

Assim, deve-se sempre ter em mente, principalmente durante o intraoperatório, ocasião em que o paciente se encontra coberto com campos, que qualquer hipotensão incompatível com o momento cirúrgico pode ser sinal de anafilaxia. Também se deve suspeitar de anafilaxia sempre que hipotensão ou broncospasmo não forem responsivos ou forem necessárias doses extra-habituais para revertê-los.

FISIOPATOLOGIA DO CHOQUE ANAFILÁTICO

A fisiopatologia da reação alérgica, descrita em detalhes no Capítulo 1, decorre da ativação de mastócitos e basófilos envolvendo principalmente a imunoglobulina E (IgE). Uma vez ativados, há liberação de mediadores vasoativos, como a histamina, a triptase e a carboxipeptidase A. Estes ativarão a fosfolipase A, levando à produção de ácido araquidônico, prostaglandinas, leucotrienos e fator de ativação de plaquetas, além de fator de necrose tumoral alfa (TNF-α), cuja atuação na reação anafilática é mais tardia.[5]

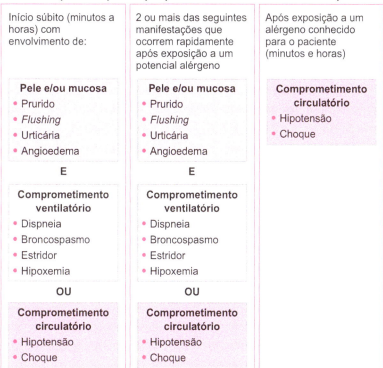

Figura 12.1 Critérios diagnósticos para anafilaxias.

Fonte: adaptada de Manivannan et al., 2009.[6]

Tabela 12.1 Frequência das manifestações clínicas.

APRESENTAÇÃO CLÍNICA	FREQUÊNCIA
Colapso cardiovascular	88%
Broncospasmo	36%
Angioedema	31%
Eritema	45%

Fonte: adaptada de Mali, 2012.[7]

Tabela 12.2 Classificação das reações anafiláticas.

GRAU	RESUMO	SINAIS E SINTOMAS ESPECÍFICOS
1	Sinais mucocutâneos generalizados	Eritema Urticária Angioedema periférico
2	Manifestações clínicas em vários órgãos	Sinais mucocutâneos associados a sinais de hipotensão e broncospasmo
3	Hipotensão com risco à vida e/ou aumento de pressão nas vias aéreas	Hipoxia Risco de parada cardíaca
4	Parada cardiorrespiratória	Ausência de pulso

Fonte: adaptada de Mertes et al., 2009.[8]

Os mediadores liberados exercem importante papel na microvasculatura, causando aumento da permeabilidade vascular e vasodilatação. Já no sistema ventilatório, promovem broncoconstrição (Tabela 12.3).

Somados, esses mecanismos, cujas atuações são sinérgicas, irão causar afecções em vários órgãos. No processo inicial, predominam vasodilatação e ex-

Tabela 12.3 Principais mediadores da inflamação e suas atuações.

MEDIADORES DA INFLAMAÇÃO	SISTEMA CARDIOVASCULAR	SISTEMA VENTILATÓRIO
Histamina	Vasodilatação Aumento da permeabilidade vascular Inotropismo positivo Vasoconstrição coronariana	Broncoconstrição Edema de mucosa Aumento da secreção de muco
Prostaglandina D2	Vasoconstrição pulmonar Vasoconstrição coronariana Vasodilatação periférica Aumento da permeabilidade vascular	Broncoconstrição
Leucotrienos	Redução do fluxo coronariano Inotropismo negativo Diminuição do débito cardíaco	Bronconstrição
Fator de ativação de plaquetas	Diminuição do fluxo coronariano Atraso na condução atrioventricular Inotropismo negativo	–

Fonte: adaptada de Peavy & Metcalfe, 2008.[5]

travasamento vascular, com consequentes hipotensão e taquicardia reflexa, configurando um estado hiperdinâmico. Entretanto, com o aumento da permeabilidade vascular, há um deslocamento maciço do volume intravascular para o espaço extravascular. Estima-se que até 35% do volume intravascular possam ir para o espaço extravascular em até 10 min após início da reação anafilática.[9] Com isso, ocorre uma hipovolemia relativa no compartimento intravascular, o que acarreta respostas compensatórias, como aumento de catecolaminas circulantes, ativação do sistema renina-angiotensina-aldosterona e liberação de endotelinas. Essas respostas tendem a aumentar a resistência vascular sistêmica, mas sem acarretar melhora da perfusão, pois o volume intravascular está depletado, simulando um estado hipovolêmico. Tem-se, com isso, que alguns pacientes podem responder a vasoconstritores inicialmente, com elevação da pressão arterial, mas outros, mesmo com altas doses de vasopressores, necessitam da associação de vasopressor com grandes quantidades de líquidos intravasculares para que haja aumento da pressão arterial e consequente perfusão. Este é um paradigma central no tratamento de pacientes em choque anafilático.[10] Em uma análise *post-mortem* de pacientes com morte decorrente de choque anafilático, mais de 50% apresentavam esvaziamento importante da veia cava e dos ventrículos, evidenciando a magnitude da hipovolemia em conjunto com vasodilatação.[11]

Além disso, a anafilaxia também exerce importante disfunção em vários órgãos. No sistema cardiovascular, a anafilaxia tem sido associada a isquemia miocárdica, alterações de condução (arritmias atriais e ventriculares), além de vasospasmo coronariano. Especula-se que esse vasospasmo coronariano possa ser tão grave a ponto de causar isquemia miocárdica. Estes fatores podem levar a uma grave disfunção cardíaca, mesmo em pacientes sem doença cardíaca prévia.[12]

No sistema respiratório, sintomas de vias aéreas superiores e inferiores costumam estar presentes. Como manifestações típicas das vias aéreas superiores citam-se rinorreia, espirros, disfonia, obstrução de laringe e edema, principalmente de glote. Já nas vias aéreas inferiores, destacam-se broncospasmo e hiperinsuflação pulmonar.

ETIOLOGIA

As principais causas de anafilaxia no cenário intraoperatório são, em ordem de frequência: bloqueadores neuromusculares (60% a 70% dos casos, sendo a succinilcolina o fator mais comum), látex, antibióticos (principalmente penicilinas e cefalosporinas: 70% dos casos), coloides (raramente; mais comum com dextranas e hidroxietilamido) e substâncias anestésicas (raramente, mas sobretudo com tiopental).[7]

Uma ressalva se faz ao uso de sugamadex, que tem sido descrito em relatos de casos de pacientes sob anafilaxia, mas sua eficácia ainda está em estudo.

TRATAMENTO IMEDIATO DAS REAÇÕES ANAFILÁTICAS

Reações leves (de grau 1), com sinais mucocutâneos apenas, não requerem tratamento agressivo imediato com epinefrina. Mas os pacientes devem ser mantidos sob observação e medicados com anti-histamínicos (Figura 12.2).

Para um manejo eficaz de reações mais graves (de graus 2 e 3), quatro passos são fundamentais:

- Diagnóstico rápido.
- Administração precoce de epinefrina.
- Tratamento agressivo com líquidos.
- Escalonamento rápido da terapia quando a resposta inicial for inadequada.

O tratamento é apresentado resumidamente na Figura 12.2. Diante da suspeita de anafilaxia, devem-se cessar todas as potenciais medicações desencadeadoras e chamar por ajuda. A epinefrina deve ser administrada por via intramuscular (IM), na dose de 0,5 a 1 mg, sendo repetida até melhora da hipotensão arterial. Como os pacientes no intraoperatório já têm um acesso venoso, podem ser administradas doses iniciais de 20 mcg (casos mais leves) a 100 a 200 mcg (situações graves com risco à vida).[13] A dose de epinefrina deve ser repetida e titulada a cada 2 min, conforme a resposta ao quadro. Se a hipotensão persistir, pode-se iniciar infusão contínua desse adrenérgico.

Para crianças (< 12 anos), uma dose inicial de 5 a 10 mcg/kg pode ser utilizada para casos leves e 150 mcg para uso IM.[3]

Caso o paciente não apresente acesso venoso, pode ser utilizada a via IM. O tempo para titulação das doses é de 5 min e sua duração pode ser de até 40 min.[1] Preconiza-se o uso de epinefrina graças a seus efeitos alfa-1 agonista, ao prevenir e diminuir a hipotensão e o edema das vias aéreas; beta-1 agonista, por causar inotropismo positivo; e beta-2, por causar broncodilatação e diminuir a liberação de mediadores da inflamação. Essa é a única medicação capaz de diminuir morbidade e mortalidade durante choque anafilático.[14]

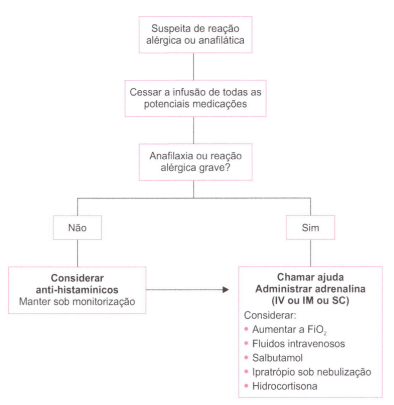

Figura 12.2 Tratamento das reações alérgicas e anafiláticas.

FiO$_2$: fração inspirada de oxigênio; IV: via intravenosa; IM: via intramuscular; SC: via subcutânea.
Fonte: adaptada de Cheng, 2011.[15]

Fármacos como antagonistas H1, antagonistas H2 e glicocorticosteroides são considerados de segunda linha. Faltam evidências que embasem o uso dessas medicações durante choque anafilático. Anti-histamínicos estão indicados apenas em casos de urticária, angioedema e prurido, mas exercem pouco efeito em casos agudos de hipotensão e broncospasmo. Glicocorticosteroides comumente são associados após a resolução do choque para prevenir reação bifásica ou retraídas de anafilaxia, mas exercem pouco efeito no início dos sintomas.[14] Entretanto, reações bifásicas são raras, e ocorrem em apenas 4,7% dos pacientes, principalmente naqueles que apresentaram hipotensão, e a causa é desconhecida.[16]

Além disso, como foi descrito no item *Fisiopatologia do choque anafilático*, a infusão de cristaloides é de extrema importância. Durante a crise de anafilaxia, são necessários, em média, 2 a 4 L de cristaloides. O manejo deve ser realizado com bólus de 20 mL/kg, com constante reavaliação para maiores necessidades. Para otimizar a fluidoterapia, o paciente deve ser posicionado de modo a facilitar o retorno venoso.

Ressalte-se que, em paciente não intubados, qualquer sinal de edema de vias aéreas ou quando a terapia inicial não apresentar uma resposta satisfatória, deve-se cogitar intubação traqueal como medida profilática.[3]

Nos casos refratários às medidas iniciais, devem ser repetidas doses suplementares de epinefrina e infusão de líquidos. Entretanto, principalmente em pacientes usuários de betabloqueadores, inibidores da enzima conversora de angiotensina ou sob bloqueios espinhais, essas medidas podem apresentar resultados parciais, apesar de máximas dosagens. Nesses casos, pode-se realizar um ecocardiograma para averiguação da função cardíaca, enchimento ventricular, vasodilatação. Deve-se também suspeitar de outros possíveis diagnósticos, como, por exemplo, pneumotórax. Caso sejam afastadas outras causas, podem-se utilizar norepinefrina e vasopressina como alternativas.[3]

Em caso de parada cardiorrespiratória, o manejo deve ser realizado em conformidade com os protocolos reconhecidos de suporte avançado de vida, com foco na garantia da via aérea e uso precoce de epinefrina. Algumas diretrizes, no entanto, recomendam o uso desse adrenérgico a cada 1 a 2 min, em conjunto com infusão de cristaloides.[3,13]

TRATAMENTO TARDIO DAS REAÇÕES ANAFILÁTICAS

Os pacientes que apresentaram anafilaxia grave (de grau 3 ou superior) devem ser encaminhados à unidade de terapia intensiva e mantidos sob monitoração. Pacientes com anafilaxia de grau 1 ou 2 devem ser mantidos sob monitoração constante pelo tempo mínimo de 6 h.[3]

Atualmente, não há evidências suficientes para uso de glicocorticosteroides durante a fase aguda. Pode-se considerar o uso de tais fármacos para prevenir reação bifásica ou retraída de anafilaxia, apesar da baixa incidência desta afecção (4,7%).[14]

Quanto ao uso de anti-histamínicos após a crise, não há nível de evidência suficiente para que seja recomendado.

ENCAMINHAMENTO

Pacientes com quadro de anafilaxia devem, por ocasião da alta, receber uma carta com descrição detalhada do quadro apresentado, bem como de possíveis agentes causadores. Esses pacientes devem ser encaminhados para um imunologista, para que se possa confirmar quais são o potencial alérgeno e as reações cruzadas. Para isto, estão disponíveis testes cutâneos para os principais alérgenos, incluindo bloqueadores neuromusculares, anestésicos locais e intravenosos, antibióticos, látex, clorexidina, coloides e corantes. Para anti-inflamatórios não esteroides e opioides, podem ser necessários testes orais. Estes devem ser realizados após 3 a 4 semanas, para evitar resultados falsos-negativos, devido à depleção de histamina.[17]

Os resultados desses testes deverão ser utilizados para direcionar o manejo de outros procedimentos anestésicos. O uso profilático de anti-histamínicos e corticosteroides tem sido adotado em pacientes de alto risco (anafilaxia de causa desconhecida, alergia por substâncias utilizadas em anestesia, e crianças com histórico de vários procedimentos cirúrgicos), mas poucos estudos controlados e bem conduzidos documentaram que esta medida pode reduzir o risco de anafilaxia com risco de morte.[18]

CONSIDERAÇÕES FINAIS

Com base no exposto neste capítulo, conclui-se que diagnóstico rápido, solicitação de ajuda, administração precoce de epinefrina, tratamento agressivo com líquidos e o escalonamento rápido da terapia quando a resposta inicial é inadequada são os pilares fundamentais do manejo de anafilaxia intraoperatória.

REFERÊNCIAS

1. Muraro A, Roberts G, Worm M et al. Anaphylaxis: guidelines from the European Academy of Allergy and Clinical Immunology. Allergy. 2014; 69(8):1026-45.

2. Dewachter P, Mouton-Faivre C, Emala CW. Anaphylaxis and anesthesia: controversies and new insights. Anesthesiology. 2009; 111(5):1141-50.

3. Kolawole H, Marshall SD, Crilly H et al. Australian and New Zealand Anaesthetic Allergy Group/Australian and New Zealand College of Anaesthetists Perioperative Anaphylaxis Management Guidelines. Anaesth Intensive Care. 2017; 45(2):151-8.

4. Schwartz LB. Diagnostic value of tryptase in anaphylaxis and mastocytosis. Immunol Allergy Clin North Am. 2006; 26(3):451-63.

5. Peavy RD, Metcalfe DD. Understanding the mechanisms of anaphylaxis. Curr Opin Allergy Clin Immunol. 2008; 8(4):310-5.

6. Manivannan V, Decker WW, Stead LG et al. Visual representation of National Institute of Allergy and Infectious Disease and Food Allergy and Anaphylaxis Network criteria for anaphylaxis. Int J Emerg Med. 2009; 2(1):3-5.

7. Mali S. Anaphylaxis during the perioperative period. Anesth Essays Res. 2012; 6(2):124-33.

8. Mertes PM, Lambert M, Gueant-Rodriguez RM, Aimone-Gastin I, Mouton-Faivre C, Moneret-Vautrin DA et al. Perioperative anaphylaxis. Immunol Allergy Clin North Am. 2009; 29(3):429-51.

9. Fisher MM. Clinical observations on the pathophysiology and treatment of anaphylactic cardiovascular collapse. Anaesth Intensive Care. 1986; 14(1):17-21.

10. Kemp SF, Lockey RF. Anaphylaxis: a review of causes and mechanisms. J Allergy Clin Immunol. 2002; 110(3):341-8.

11. Pumphrey RS. Fatal posture in anaphylactic shock. J Allergy Clin Immunol. 2003; 112(2):451-2.

12. Raper RF, Fisher MM. Profound reversible myocardial depression after anaphylaxis. Lancet. 1988; 1(8582):386-8.

13. Mertes PM, Malinovsky JM, Jouffroy L, Working Group of the SFAR and SFA, Aberer W et al. Reducing the risk of anaphylaxis during anesthesia: 2011 updated guidelines for clinical practice. J Investig Allergol Clin Immunol. 2011; 21(6):442-53.

14. Simons FE, Ebisawa M, Sanchez-Borges M et al. 2015 update of the evidence base: World Allergy Organization anaphylaxis guidelines. World Allergy Organ J. 2015; 8(1):32.

15. Cheng A. Emergency treatment of anaphylaxis in infants and children. Paediatr Child Health. 2011; 16(1):35-40.

16. Lee S, Bellolio MF, Hess EP et al. Time of Onset and Predictors of Biphasic Anaphylactic Reactions: A Systematic Review and Meta-analysis. J Allergy Clin Immunol Pract. 2015; 3(3):408-16 e1-2.

17. Ewan PW, Dugue P, Mirakian R et al. BSACI guidelines for the investigation of suspected anaphylaxis during general anaesthesia. Clin Exp Allergy. 2010;40(1):15-31.

18. Choo KJ, Simons FE, Sheikh A. Glucocorticoids for the treatment of anaphylaxis. Evid Based Child Health. 2013; 8(4):1276-94.

CAPÍTULO 13

Hipertermia maligna

Claudia Marquez Simões

INTRODUÇÃO

Hipertermia maligna (HM) é uma miopatia subclínica farmacogenética, caracterizada por herança genética com penetrância variável, através de característica autossômica dominante em humanos, com diversas mutações já detectadas que podem estar envolvidas.[1-3] A crise de HM caracteriza-se por uma resposta hipermetabólica desencadeada em indivíduos suscetíveis após exposição a agentes anestésicos halogenados e/ou relaxantes musculares despolarizantes.[4,5]

Em indivíduos suscetíveis, a desregulação do receptor de rianodina (RyR) do músculo esquelético (RyR1) leva à liberação de cálcio do retículo sarcoplasmático, com alteração da homeostase, resultando, assim, em um estado hipermetabólico decorrente da hipercontratilidade. Os receptores de rianodina (RyR) são codificados por três genes distintos, localizados nos cromossomos humanos 19q13.1 (*RyR1*), 1q42.1 a 1q43 (*RyR2*) e 15q14-q15 (*RyR3*). Mais de 100 mutações no gene *RyR1* já foram identificadas e estão relacionadas à HM e a várias miopatias congênitas, incluindo doença do núcleo central (*central core disease*), síndrome de King-Denborough, miopatia dos múltiplos minifocos com oftalmoplegia externa e, raramente, miopatia centronuclear.[6]

A penetrância genética variável confere aos indivíduos suscetíveis de desenvolver HM uma ampla diversidade de quadros que podem variar de crises atípicas leves e de resolução espontânea até o caso clássico e grave de uma síndrome hipermetabólica fulminante.

O episódio clássico de HM com desfecho letal felizmente é, hoje, uma situação rara, e os episódios agudos dependem de algumas variáveis:

- Predisposição genética.
- Ausência de fatores inibidores.
- Presença de um gatilho anestésico ou não anestésico.
- Presença de fatores ambientais que podem potencializar a ação de uma ou mais das outras três variáveis.

Como já comentamos, a predisposição genética irá envolver uma mutação que leva a funcionamento anormal da célula muscular. As crises são mais frequentes em homens e muitos pacientes que apresentaram quadros de HM já foram submetidos anteriormente a procedimentos anestésicos sem nenhuma complicação.[7] Portanto, a história clínica é importante, mas não exclui a possibilidade. Para que seja instituído um tratamento adequado, é muito importante conhecermos as possíveis apresentações da crise de HM e sempre considerá-la um diagnóstico diferencial para diversos quadros (Tabela 13.1).[8]

O quadro clínico da crise aguda de HM pode ser muito variado, mas sempre irá refletir um estado hipermetabólico e será mais pronunciado conforme sua evolução. Os sinais mais frequentes e precoces são taquicardia, aumento do CO_2 expirado, rigidez muscular e, caso continue a avançar, começam a surgir as manifestações decorrentes da lesão muscular, como rigidez intensa, rabdomiólise, hipercalemia, alterações de coagulação (coagulação intravascular disseminada [CIVD]), hipoxia, arritmia e parada cardíaca. A despeito do nome da síndrome, a elevação da temperatura geralmente é tardia ou pode até mesmo não ser diagnosticada; portanto, devemos nos manter atentos aos demais sinais de hipermetabolismo e não excluir a possibilidade diagnóstica baseada apenas na temperatura corporal.[8]

Em geral, os quadros fulminantes iniciam-se com um de dois cenários:

- Rigidez de masseter após indução com succinilcolina, seguida de rápida instalação dos sintomas relacionados a seguir.
- Resposta normal à indução da anestesia, seguida de instalação de um ou mais dos seguintes sintomas:

Tabela 13.1 Apresentações de possíveis diagnósticos diferenciais para crise aguda de hipertermia maligna.

Mecânicas	Fluxo insuficiente de gases frescos, ventilação insuficiente, circuito respiratório inadequado, mau funcionamento do aparelho de anestesia
Anestésicas	Hipnose ou analgesia insuficiente, anafilaxia, isquemia cerebral
Cirúrgicas	Cirurgia laparoscópica, liberação de isquemia por torniquete, tempestade tireoidiana
Relacionadas com o paciente	Feocromocitoma, distrofias musculares, infecções ou sepse, intoxicação exógena (p. ex., por *ecstasy*)
Idiossincráticas	Anafilaxia, síndrome serotoninérgica, síndrome neuroléptica maligna

Fonte: adaptada de Gupta e Hopkins, 2017.[9]

- Taquicardia sinusal ou arritmia ventricular, ou ambas.
- Taquipneia se ventilação espontânea.
- Queda inexplicada da SpO_2.
- Aumento da $ETCO_2$, com ventilação adequada.
- Acidose respiratória e metabólica inesperada.
- Queda da SvO_2.
- Elevação da temperatura corporal sem outras causas.

A Tabela 13.2 descreve as manifestações iniciais e tardias da crise aguda de HM.

O diagnóstico de crise aguda é clínico e pode ser facilitado pela escala de Larach (Tabela 13.3),[9] que dá a probabilidade de a suspeita diagnóstica corresponder a um quadro agudo de HM.

TRATAMENTO

Uma vez que haja suspeita diagnóstica, deve-se interromper de imediato a administração do agente desencadeante e ofertar oxigênio a 100%, a um fluxo de 10 ℓ/min. Não há necessidade de troca do aparelho de anestesia ou do circuito, pois isso tomará um tempo que será essencial para se instituir o tratamento específico o mais brevemente possível. A indicação atual é: sempre que houver disponíveis, devem-se utilizar filtros de carvão ativado no circuito; esses filtros eliminam muito rapidamente a maioria das partículas de agentes halogenados.[10]

Tabela 13.2 Manifestações iniciais e tardias da crise aguda de hipertermia maligna.

INICIAIS	
• **Manifestações clínicas**	• **Alterações laboratoriais**
• **Taquicardia**	• Hipercapnia (acidose respiratória)
• Elevação progressiva do CO_2 exalado	• Acidose metabólica
• Taquipneia	• Hiperlactacidemia
• Rigidez muscular localizada (incluindo rigidez de masseter)	• Hiperpotassemia
• Cianose	• Dessaturação venosa central
• Arritmias	
• Hipertermia	
• Sudorese profusa	
TARDIAS	
• Febre acima de 40°C	• Mioglobinemia
• Cianose	• Elevação da creatina quinase plasmática
• Má perfusão cutânea	• Elevação da creatininemia
• Instabilidade hemodinâmica	• Coagulação intravascular disseminada
• Rigidez muscular generalizada	

Fonte: extraída de Projeto Diretrizes (https://diretrizes.amb.org.br/_BibliotecaAntiga/hipertemia-maligna.pdf)

Tabela 13.3 Escala de Larach.

ESTIMATIVA DA PROBABILIDADE DE ACERTO DO DIAGNÓSTICO CLÍNICO DE HIPERTERMIA MALIGNA (HM)		
PROCESSO FISIOPATOLÓGICO	INDICADORES	PONTOS
Rigidez muscular	Generalizada (exceto calafrio)	15 ou
	Espasmo de masseter após succinilcolina	5
	CPK > 20.000 UI com succinilcolina	15 ou
Destruição muscular	CPK > 10.000 UI sem succinilcolina	15 ou
	Urina escura	10 ou
	Mioglobinúria > 60 μg.ℓ^{-1}	5 ou
	Mioglobinemia > 170 μg.ℓ^{-1}	5 ou
	Potassemia > 6 mEq.ℓ^{-1}	3
Acidose respiratória	$PETCO_2$ > 55 mmHg em ventilação controlada adequada	15 ou

(continua)

Tabela 13.3 Escala de Larach. (*continuação*)

ESTIMATIVA DA PROBABILIDADE DE ACERTO DO DIAGNÓSTICO CLÍNICO DE HIPERTERMIA MALIGNA (HM)		
PROCESSO FISIOPATOLÓGICO	**INDICADORES**	**PONTOS**
Acidose respiratória	$PETCO_2 > 60$ mmHg em ventilação espontânea	15 ou
	$PaCO_2 > 60$ mmHg em ventilação controlada adequada	15 ou
	$PaCO_2 > 65$ mmHg em ventilação espontânea	15 ou
	Hipercarbia (inapropriada)	10
	Taquipneia (inapropriada)	10
Acidose metabólica	BE arterial < -8 mEq.ℓ^{-1}	10
Acidemia	pH arterial < 7,25	10
Hipertermia	Elevação rápida e inapropriada da T	15 ou
	T > 38,8°C (inapropriada)	10
Ritmo cardíaco	Taquicardia sinusal (inapropriada)	3 ou
	Taquicardia ou fibrilação ventricular	3
Dantrolene e acidose	Reversão rápida	5
Antecedente familiar	Em familiar de 1º grau	15
	Em familiar que não de 1º grau	5
Antecedente familiar pessoal	História familiar positiva para HM e outro indicador pessoal sugestivo em experiência anestésica prévia	10
Bioquímica pré-operatória	CK elevada em repouso (em paciente com antecedente familiar de HM)	10
NÃO SOMAR PONTOS DE INDICADORES DE UM MESMO PROCESSO FISIOPATOLÓGICO. CONSIDERAR A PONTUAÇÃO MÁXIMA DE CADA PROCESSO		
PONTUAÇÃO	**PROBABILIDADE**	**RISCO DE HM**
0	Quase impossível	1
3 a 9	Improvável	2
10 a 19	Algo menos que provável	3
20 a 34	Algo mais que provável	4
35 a 49	Bastante provável	5
50 ou mais	Quase certo	6

Fonte: extraído de Projeto Diretrizes (https://diretrizes.amb.org.br/_BibliotecaAntiga/hipertemia-maligna.pdf)

Deve-se indicar a instituição rápida do tratamento específico que é o dantrolene sódico, na dose inicial de 2,5 mg/kg por via intravenosa. A dose pode ser repetida a cada 5 a 10 min até um máximo de 10 mg/kg caso não se observe melhora dos sinais e sintomas. É importante destacar que não deve ser feito uso de bloqueadores dos canais de cálcio, pois sua interação com dantrolene sódico pode resultar em hiperpotassemia e parada cardíaca.[11]

Ao mesmo tempo, deve-se corrigir a acidose metabólica com bicarbonato de sódio (1 mEq/kg), acompanhada de monitoração de gases sanguíneos.

Caso seja necessário, deve-se tentar o controle da temperatura, mas o resfriamento deve ser interrompido ao aproximar-se de 38°C, para evitar hipotermia, que pode ser ainda mais deletéria.

O débito urinário deve ser monitorado, e pode-se promover administração contínua de bicarbonato de sódio para alcalinização da urina, a fim de evitar a lesão renal aguda desencadeada pelo depósito de mioglobina.

A Figura 13.1 resume o algoritmo de tratamento.

Após resolução aguda do quadro, deve-se manter a administração de dantrolene sódico, 1 mg/kg a cada 6 h durante 24 h. A administração de dantrolene pode ser suspensa, ou pode-se ampliar o intervalo entre doses para 8 h ou 12 h se a temperatura central estiver abaixo de 38°C e o CPK estiver caindo, sem rigidez muscular, sem evidência de mioglobinúria e com estabilidade metabólica.[12]

DIAGNÓSTICO DE CONFIRMAÇÃO

A confirmação diagnóstica será realizada após a resolução do quadro agudo e a recuperação muscular; portanto, ocorrerá após alguns meses. O teste de contratura em resposta a halotano e cafeína é padrão-ouro para o diagnóstico e deverá ser realizado com o músculo fresco, ainda viável – portanto, em um centro especializado. No Brasil, o Centro de Estudo, Diagnóstico e Investigação de Hipertermia Maligna (CEDHIMA), localizado na Universidade Federal de São Paulo, é hoje a instituição indicada. O teste de contratura em resposta a halotano e cafeína classifica os pacientes em três grupos:

- Sensível, com concentrações de cafeína abaixo de 2 mMol ou halotano $\leq 2\%$.
- Não sensível ou normal, com concentrações de cafeína de 3 mMol ou halotano $\leq 2\%$.
- Equívoco, formado por pacientes que fogem aos resultados anteriormente descritos.

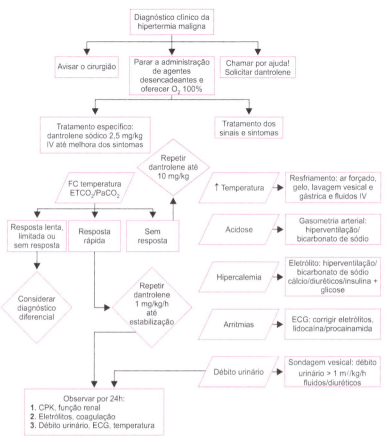

Figura 13.1 Algoritmo de tratamento para hipertamia maligna.

Fonte: elaborada pelos autores.

Em geral, o teste é realizado com o vasto lateral ou medial, mas pode ser realizado com o reto abdominal ou, em condições especiais, com outros músculos. A anestesia para realização de biópsia deve ser segura, considerando-se que o paciente pode ser suscetível; portanto, devem-se utilizar agentes não desencadeantes e preocupar-se com uma adequada analgesia pós-operatória.

Atualmente, pode-se contar com testes genéticos para o diagnóstico de HM, mas esses testes são voltados para o diagnóstico das mutações conhecidas do gene do canal de rianodina RYR1. Os testes genéticos possibilitaram a redução do número de biópsias musculares necessárias; no entanto, ainda se necessita de um caso-índice na família que tenha confirmação diagnóstica pelo teste de contratura em resposta a cafeína e halotano. Há, portanto, algumas limitações dos testes genéticos, tais como a baixa sensibilidade causada pela variedade de mutações de genes, mutações ainda desconhecidas relacionadas à HM e necessidade de laboratório certificado.[13] A Figura 13.2 ilustra a sequência para investigação diagnóstica por meio do uso dos testes genéticos.

TRATAMENTO DE CRISE AGUDA DE HIPERTERMIA MALIGNA

Diagnóstico: suspeite de HM em caso de:
- Aumento inexplicado de $ETCO_2$ acompanhado de:
  - Taquicardia sem causa aparente
  - Aumento do consumo de oxigênio

Atenção a espasmo de masseter, trismo e especialmente rigidez muscular generalizada após uso de succinilcolina: podem ser o início de uma crise ou indicar suscetibilidade → solicite ajuda!

Medidas para evitar progressão do quadro
- Cessar administração de fármacos desencadeantes (succinilcolina, anestésicos halogenados)
- Hiperventilação e utilização de alto fluxo de gases frescos (10 ℓ/min)
- Resfriamento ativo se houver elevação da temperatura
- Dantrolene, 2,5 mg/kg intravenoso (diluir em água destilada e não SF a 0,9%)

Dose (2,5 mg/kg = peso: 20 = número de frascos (cada frasco tem 20 mg)

- Após a dose inicial, 2,5 mg/kg até controle dos sintomas (máximo: 30 mg/kg)

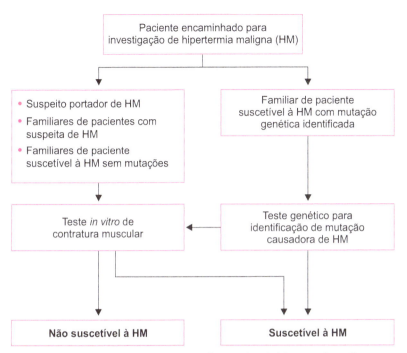

Figura 13.2 Sequência para investigação diagnóstica de hipertermia maligna.

Fonte: extraída de Projeto Diretrizes (https://diretrizes.amb.org.br/_BibliotecaAntiga/hipertemia-maligna.pdf)

Monitoração
- ECG
- SpO$_2$
- Pressão arterial
- PVC
- Temperatura (central e periférica)
- Diurese
- pH
- Potássio
- Hb/Ht
- Coagulação
- Plaquetas
- CPK

Tratamento dos efeitos
- Hipoxemia e acidose: oxigênio a 100% e bicarbonato de sódio, 1 a 2 mEq/kg
- Hiperpotassemia: hiperventilação, bicarbonato, insulina e glicose e cloreto de cálcio
- Mioglobinúria: diurese alcalina e forçada (> 3 mℓ/kg/h com pH > 7,0)
- Coagulação intravascular disseminada: plasma, crioprecipitado, plaquetas A
- Arritmia: magnésio, amiodarona, lidocaína

Não utilizar bloqueadores do canal de cálcio: > risco de PCR por hiperpotassemia

ECG: eletrocardiograma; PVC: pressão venosa central: Hb: hemoglobina; Ht: hematócrito; Hm: hipertermia maligna:
Fonte: elaborada pelos autores.

REFERÊNCIAS

1. Carvalho Correia AC, Barros Silva PC, Araújo da Silva B. Hipertermia maligna: aspectos moleculares y clinicos. Rev Bras Anestesiol. 2012; 62:1-10.

2. Brandom BW. The genetics of malignant hyperthermia. Anesthesiology Clinics of North America. 2005; 23:615-9.

3. Bandschapp O, Girard T. Malignant hyperthermia. Swiss Medical Weekly. 2012; 142:w13652.

4. Halsall P, Ellis F. Malignant hyperthermia. Anaesth Intensive Care Med. 2005; 6:192-94.

5. Rosenberg H, Pollock N, Schiemann A, Bulger T, Stowell K. Malignant hyperthermia: a review. Orphanet J Rare Dis. 2015; 10:93.

6. Hamilton SL. Ryanodine receptors. Cell Calcium. 2005; 38:253-60.

7. Ali SZ, Taguchi A, Rosenberg H. Malignant hyperthermia. Best Pract Res Clin Anaesthesiol. 2003; 17:519-33.

8. Gupta PK, Hopkins PM. Diagnosis and management of malignant hyperthermia. BJA Educ. 2017; 17:249-54.

9. Larach MG et al. A clinical grading scale to predict malignant hyperthermia susceptibility. Anesthesiology. 1994; 80:771-9.

10. Birgenheier N, Stoker R, Westenskow D, Orr J. Activated charcoal effectively removes inhaled anesthetics from modern anesthesia machines. Anesth Analg. 2011; 112:1363-70.

11. Gerbershagen MU, Fiege M, Krause T, Agarwal K, Wappler F. Dantrolene. Pharmacological and therapeutic aspects. Anaesthesist. 2003; 52:238-45.

12. Riazi S, Kraeva N, Hopkins PM. Updated guide for the management of malignant hyperthermia. Can J Anesth. 2018; 65(6):709-21.

13. Urwyler A, Deufel T, McCarthy T, West S. Guidelines for molecular genetic detection of susceptibility to malignant hyperthermia. British J Anaesthesia. 2001; 86:283-7.

Índice

Obs: números em **negrito** indicam tabelas e quadros; números em *itálico* indicam figuras.

A

Acidemia, **103**
Ácido acetilsalicílico, exposição ao, 41
Acidose
metabólica, **103**
respiratória, **102**
Agentes relacionados à anafilaxia
perioperatória, *72*
AINE (anti-inflamatórios não esteroides), 41
intolerância aos, 42
reações causadas por, 42
Albumina, 51, 52
Alérgenos ao látex, 32
caracaterísticas dos principais, **33**
Alergia, 1
a betalactâmicos, 68
à clorexidina, 81
alimentar, 21
após a ingestão de frutas ou raízes, 21
Alergia, 1
Aminas quaternárias presentes nos
bloqueadores neuromusculares, 76
Anafilatoxina, 4

Anafilaxia
durante o procedimento anestésico
substâncias responsáveis por
na França, **52**
encaminhamento de pacientes com, 95
induzida pelo látex, 21
perioperatória, 18
à clorexidina, 81
diagnóstico, 82
agentes frequentemente relacionados
à, *72*
relacionada ao látex, 35
por clorexidina, critérios adotados para
diagnóstico de, **83**
Anafilaxia, 46
não alérgica induzidas por AINE, 46
Analgésico, 41
Angioedema, 19
induzido por AINE
em pacientes com urticária crônica, 44
por AINE único, 43
Antibióticos, 67
Anticorpo, 1
Anti-inflamatório não esteroides, 41 (v.tb.
AINE)

Antimicrobianos, sugestão de substituição em pacientes com suspeita de reação alérgica, **69**
Asma, 41
  brônquica, 21
Aspirina, asma induzida por, 42
Atopia, 21
Avaliação
  do estado físico do paciente, 14
  do risco cardíaco, 14
  pré-anestésica
    avaliação
      do risco cardíaco, 14
      exames pré-operatórios, 14
      pré-operatória, 13
    avaliação pré-operatória, 13
    pré-operatória, 13

B

Betalactâmicos, alergia a, 68
Bloqueadores
  neuromusculares, 71
    associação com a reação anafilática, *73*
    reações anafiláticas aos, 72
Bloqueio β, 75
Broncospasmo, 19
  reação adversa ao meio de contraste radiológico, tratamento, **64**

C

C5b-9, 5
Célula de Langerhans, 8
Células-alvo sensibilizadas por anticorpos, 5
Choque
  anafilático
    após transfusão de sangue, 59
    induzido por rocurônio ou vecurônio, 77
  cardiogênico, 22

C

Classificação
  do estado físico conforme escore da American Society of Anesthesiologists, **15**
  do risco cardíaco conforme o procedimento cirúrgico, **15**
Clorexidina, 79
  alergia à, 81
  anafilaxia perioperatória à, 81
  exposição ocupacional, 83
  lavagem das mãos com, 79
  produtos que contêm, **80**
Codeína, 4
Coloides, 50, 51
Complexos imunes, 6
  doença por, 6
Concanavalina A, 4
Contrastes radiológicos
  lesão renal induzida por, 62
  reações adversas a, 63
Convulsão, reação adversa ao meio de constraste radiológico, tratamento, **65**
Cristaloides
  balanceadas, 50, 51
  não balanceados, 51

D

Dantrolene e acidose, **103**
Dermatite
  atópica, 21
  de contato, 45
  de contato alérgica, 32
  de contato não alérgica, 31
Desgranulação, 4
Destruição muscular, **102**
Dextrana, 50
Diarreia, 19
Doença(s)
  hemolítica autoimune, 6
  ocupacional alérgica à clorexidina, 83

por complexo imune, 6
que rsultam da formação de complexos imunes, 6

E

Edema
de laringe, reação adversa ao meio de constraste radiológico, tratamento, **64**
pulmonar, reação adversa ao meio de constraste radiológico, tratamento, **65**
Endocardite por *Streptococcus viridans*, 6
Epinefrina, 74
Eritema
difuso, reação adversa ao meio de constraste radiológico, tratamento, **64**
multiforme, 46
pigmentar fixo, 44
Escala de Larach, **102**
Estado físico, classificação conforme escore da American Society of Anesthesiologists (ASA), **15**
Exame pré-operatório, 14
solicitação de, **16**
Exposição
ao látex, indivíduos com exposição ocupacional permanente, 35
ocupacional à clorexidina, 83

F

Fármacos hipotensores, 22
Flushing, 19

G

Gelatina, 51, 52

H

Hapteno, 8
Hemocomponentes, administração de, 55

Hemoderivados, 55
Hemodiálise periprocedimento, 63
Hepatite viral, 6
Hevea brasiliensis, 29
Hidroxietilamidos, 51, 52
Hipersensibilidade, 2
celular, 10
citotóxica, 4
de contato, 8
imediata, 2
mediada por células, 7
mediada por imunocomplexos, 6
reações de, classificação, **2**
tardia, 7
Hipertensão arterial, 74
Hipertermia, **103**
maligna, 99
algoritmo de tratamento para, **105**
crise aguda de, apresentações de possíveis diagnósticos diferenciais, **101**
crise aguda, manifestações iniciais e tardias da, 102
sequência para investigação diagnóstica de, *107*
tratamento, 101
tratamento de crise aguda de, 106
Hipoglicemia, reação adversa ao meio de constraste radiológico, tratamento, **65**
Hipotensão, 19
reação adversa ao meio de constraste radiológico, tratamento, **65**
Histamina, níveis no sangaue, 75
Hormônio adrenocorticotrófico, 4

I

IgE
específica para bloqueadores neuromusculares, pesquisa de, 76
sérica específica, dosagem de, 23
Imunocomplexos, 6
Indução anestésica, 18

Infecção por *Staphylococcus aureus*
resistente à meticilina, 79
Intubação orotraqueal difícil, 22

L

Látex
alérgenos do, 32
natural, 29
proteína natural, 31
Lecitina, 4
Lesão renal induzida por contrastes
radiológicos, 62

M

Mastócito, 3
Meio(s) de contraste
contendo gadolínio, 62
iodados, 61
utilizados em radiologia, 61
Meningite asséptica
por AINE, 46
por ibuprofeno, 46
Metil-histamina, níveis no sangue, 75
Mielomeningocele, pacientes portadores
de, 34
Morfina, 4

N

Náuseas, 19
Necrólise epidérmica tóxica, 43, 46

P

Paciente (s)
com reações alérgicas prévias, avaliação
de especialista para, 17
com risco aumentado de relesão renal
medidas farmacológicas, 63
de alto risco para eventos adversos
medidaas profiláticas para, 66
Pápula, 56
Piroxicam, 45

Placa urticariforme, 56
Plasma-Lyte A, 50
Plasmodium vivax, 6
Prick test, 23
Processo inflamatório alérgico, 4
Produtos que contêm clorexidina, 80
Proteção renal, 62
Proteínas carreadoras, 8
Pustulose exantemática generalizada
aguda
por nimesulida, 46

R

Reação(ões)
adversas aos AINE, 46
alérgica(s)
a antimicronianos, diagnóstico de, 67
a um relaxante muscular, 76
aos meios de contraste utilizados em
procedimentos de obtenção de
imagem, 61
decorrentes da infusão de sangue, 55
fisiologia, 1
intensidade das, **31**
manejo dos antimicrobianos diante da
suspeita de, 68
prévias, avaliação de especialista para
pacientes com, 17
alérgicas e anafiláticas
diagnóstico, 87
tratamento das, 87, *93*
anafilática, 18, 58
a antimicronianos, diagnóstico de, 67
às transfusões, 59
aos bloqueadores neuromusculares, 72
associação dos bloqueadores
neuromusculares com a, *73*
tratamento tardio das, 94
causadas por AINE, tipos, 42
asma induzida por aspirina, 42
cruzadas
cutâneas, 42

respiratórias, 41
cutânea(s)
  causadas por AINE, tipo, 42
  anafilixia, 46
  angioedema, 43
  dermatite de contato, 45
  eritema multiforme, 46
  eritema pigmentar fixo, 44
  síndrome de de Stevens-Johnson, 46
  urticária, 43
induzidas por AAS, 42
de fotossensibilidade, 45
de hipersensibilidade
  ao látex tipo I, 32
  de tipos I e IV provocadas ela
    clorexidina, 81
  diagnósticos, 22
  em anestesia prévia, procedimentos
    para investigação de, **25**
  fatores de risco, 21
  fatores desencadeantes, 20
  gravidade da, 68
  imediatas, classificação da gravidade
    das, **20**
  investigação do provável agente causal,
    22
  no perioperatório, apresentação
    clínica, 18
  ocorridas no peroperatório, 17
  populações especiais em risco, 21
de hipersensibilidade, 5
de hipersensibilidade tipo I, *4*
leve à vancomicina, 68
ocupacional alérgica à clorexidina, 83
tipo 1, 2
tipo II, 4
tipo III, 6
tipo IV, **7**
  reclassificação da, **10**
transfucional(is)
  causadas pela administração
    de hemocomponentes,
    reconhecimento e diagnóstico, 55

diagnóstico diferencial das, 57t
prevenção, 58
tratamento, 58
urticariforme, 56
Reatividade cruzada
  aos bloqueios neuromusculares, 77
  entre os AINE, 46
Relaxante muscular, 71
Rigidez muscular, **102**
Ringer com Lactato, 50
Rinite alérgica, 21
Rinoconjuntivite, 19
Risco cardíaco
  avaliação do, 14
  classificação conforme o procedimento
    cirúrgico, **15**
Ritmo cardíaco, **103**
Rocurônio, choque anafilático induzido
  por, 77

S

Sensibilidade ao látex, manejo de pacientes
  com, 36
Sensibilização
  ao látex
  grupos de risco, 33
  manejo de pacientes com, **37**
  prevalência de, 33
  prevalência em grupos de risco, 34
Seringueira, 29
Síndrome semelhante a lúpus por
  celecoxibe, 46
Sistema imunológico, 1
Skin prick test, 82
Solução(ões)
  coloides, 50, 51
  de reposição, potencial alergênico das, 51
Soro
  fisiológico, 50
  glicosado, 50
Sugamadex, 76

T

Taquicardia, 19
Teste(s)
cutâneo, 23
  de punctura, 82
  de provocação, 23
  de punctura, 23
  intradérmicos de leitura imediata, 23
Transfusão de sangue de tipos
  incompatíveis, 6
Triptase sérica, dosagem de, 23
Trombocitopenias autoimunes, 6

U

Urticária, 19

de contato, 32
induzida por AINE
  em pacientes com urticária
    crônica, 44
  por AINE único, 43
reação adversa ao meio de constraste
  radiológico, tratamento, 64

V

Vancomicina, reação leve à, 68
Vasculite fatal por celecoxibe, 46
Vasopressina intravenosa, 74
Vecurônio, choque anafilático induzido
  por, 77
Vômitos, 19